秘伝マルマ ツボ刺激ヨーガ

伊藤 武

講談社+α《プラスアルファ》文庫

まえがき

〈体のある部分〉を圧《お》すと、怪しげなドラッグを使わなくてもトリップできる、あるいは超自然的な能力を得ることができる！

そんなことが、10代のころに読んだ『ヨーガ行者の自叙伝　Autobiography of a Yogi』に書いてあった。自分の体のあちこちを圧しまくってみた。が、いっこうにトリップすることも、超能力を得ることもできない――。

わたしは20代の大半を、インドをほっつき歩くことで過ごした。〈体のある部分〉にかんする知識をものにすることが、旅の目的のひとつだった。

サードゥとよばれる、乞食《こつじき》のタントラ（密教）行者に弟子入りしたこともある。彼らが、その知識を有していた。〈体のある部分〉を刺激することによって、たやすく瞑想にはいることができる。ヨーガにおけるスイッチのようなものである。

伝統武術の道場にも、身を寄せた。武術家たちもその知識を伝えていた。いわく、そこを撃つと、敵を殺すことができる。病気にすることができる。が、同じところをうまく刺激すると、病気を治すことができる。

つまり、行者の〈体のある部分〉についての知識は、意識のありかたと関連している。対し、武術家のそれは、生理のありかたに密着したものである。といっても、意識と生理――いいかえれば、〈こころ〉と〈からだ〉はほんらい不即不離の関係にある。行者も〈体のある部分〉を刺激して体調をととのえることもあれば、武術家も同じ箇所を瞑想に用だてる。

そうして得た〈体のある部分〉にかんする知識は、わたしの長期ビンボー旅行を支えてくれた。病気に速効性があるのだ。カゼや下痢といったありふれた不調から、肝炎のような深刻な疾病まで、医者にかからず乗り越えることができた。

帰国し、二十数年が過ぎた。その間、〈体のある部分〉の研究をつづけてきた。しかし、その研究の成果を世に問うには、大きな障碍《しょうがい》があった。

――呪い、である。

行者に弟子入りするさいも、武術を学ぶときも、入門式なるものが執行される。一連の儀式のあと、決まってこう告げられるのだ。

「汝《なんじ》、ここで見聞きし、経験したこと――とくに〈体のある部分〉にかんする知識をいっさい他言してはならぬ。さもなくば……」

――グル（教師）と神々の呪いが、汝を引き裂くであろう！

インド世界に長く身をおけば、呪いを信じる気持ちにも傾く。そして、それが〈体のある部分〉にかんする知識が、ほとんど世に知られていない理由でもある。

今回、本書の上梓に至ったのは、ここ数年、インド武術界をとりまく状況が大きく変化し、これまで秘密主義に徹してきた武術家たちが、おのれの技術について積極的に発言するようになったからだ。そのなかには〈体のある部分〉にかんする知識もふくまれている。呪いが解けた、と判じた。

また、本書に記したのは〈体のある部分〉にかんする基本的な知識とヨーガ体位を併せた操作法ですが、より詳しい情報、およびヴェーダ武術についての解説は、拙著『ヴェールを脱いだインド武術』（出帆新社）をごらんください。

2004年5月

伊藤　武

秘伝マルマ　ツボ刺激ヨーガ◉目次

まえがき　3

序　章　「断末魔」にみるインドの身体観

「断末魔」とは？　18

ヨーガ体位法とマルマの医学　20

マルマと経穴《けいけつ》　24

第1章　ひとめでわかる基本ヨーガ体位操作法

マルマ詳細　28
仏教武術での用法　33
マルマからチャクラへ　37
マルマ・ヨーガの基本原理　43
まずはやってみよう――マルマ・ヨーガの速効性　45
○思いっきり背中を反らしてみよう！
――ナービ（臍《へそ》）マルマ　46
○腰をねじってみよう！
――カティーカタルナ（骨盤と腰椎の接点）マルマ　49
○首も動かしてみよう！
――クリカーティカー（首と頭の接点）マルマ　51

○手首もねじってみよう！
――マニバンダ（手首）マルマ　54
○アキレス腱も運動させよう！
――クールチャシラス（アキレス腱）マルマ　56
○ヨーガ・スクワットをやってみよう！
――ジャーヌ（膝《ひざ》）マルマ　59
○片足立ちをしてみよう！
――タラフリダヤ（足裏）マルマ　61

第2章　インド秘伝のツボ「マルマ」を刺激する体位法

行法上の注意――12ヵ条　66
1. 清潔で静かで、暑くも寒くもない場所で行うこと　67
2. 換気のいい場所で行うこと　67
3. 硬い床や地面の上で行うこと　68

4．天然繊維100％のゆったりした服を着て行うこと　69
5．可能であれば油を塗って行うこと　69
6．空腹のときに行うこと　70
7．呼吸に合わせてゆっくりと動作を行うこと　70
8．〝重心〟に意識を集中すること　71
9．同時に、呼吸への意識の集中を保持すること　71
10．持病がある場合は、アーユルヴェーダの知識のあるヨーガ教師に相談すること　71
11．アーサナの意味を知ること　72
12．気楽に、続けること　75
ためしてみよう――マルマ・ヨーガの実効性　76
必須体位
1．「頭立ち」で寝ぼけたマルマをたたき起こそう！
アディパティ（頭頂孔）マルマ　78
2．「屍」で死ぬほどリラックスしよう！

スタパニー（脳下垂体）マルマ　85
基本体位
3．「ガス抜き」でお腹をすっきりさせよう！
グダ（肛門）マルマ　91
4．「コブラ」で神経ネットをスイッチ・オンしよう！
トリカ（尾骨）マルマ　95
5．「合蹠《がっせき》前屈」で絶倫になろう！
ヴィタパ（長内転筋の付根）マルマ　101
6．「イナゴ」で雲古をもりもり出そう！
カクンダラ（仙腸関節）マルマ　105
7．「前屈」で美尻《びじり》になろう！
インドラヴァスティ（ふくらはぎ）マルマ　110
8．「ねじり」で体のむくみを絞りだそう！
パールシュワサンディ（腎臓）マルマ　116
9．「弓」で気鬱をふっとばそう！

ナービ（臍）マルマ　122
10．「神鳥」で全身をチューンナップしよう！
スタナムーラ（乳首の下）マルマ　129
11．「牛口」で肩コリとオサラバしよう！
アンサ（肩甲挙筋の付根）マルマ　133
12．「犂《すき》」で10歳はサバをよもう！
ニーラー（首の前側の管）マルマ　139
13．「魚」でカゼを追い出そう！
マニヤー（首の裏側の管）マルマ　148
14．「肩立ち」で年をとるのはもうやめよう！
アパスタンバ（気管支本管）マルマ　154
15．「獅子」で美顔になろう！
シュリンガータカ（脳神経）マルマ　159
連続体位
16．「大魔神」で病魔をやっつけよう！

アパラーパ（腋窩）マルマ　166
17．「ラーマ礼拝」で不屈の戦士になろう！
ヴァスティ（膀胱）マルマ　172
18．「太陽礼拝」で心の闇を追いはらおう！
フリダヤ（心臓）マルマ　182
要点とコツ　193

第3章　マルマ・マッサージ法

シャープな刺激を与えないこと　200
チャクラへのマッサージ　202
その他のテクニック　206
ジャグジーを利用する　207

第4章　心のエネルギーを体に伝えるヨーガ呼吸法

仮死の術　210
呼吸の神秘　213
〈からだ〉の不思議な仕組み　215
多彩な呼吸法　218
安全で役立つ呼吸法　221
「気をイメージ」しコントロールする　228

第5章　イメージ瞑想術が病気を治す

阿弥陀《あみだ》の浄土　232
忍者の行う不思議な術に「念《ねん》」というのがあります　235
「曼荼羅」に話をもどします　237

潜在意識への植えつけ　239
イメージの鍛え方——マンダラ思考法　241
イメージの鍛え方——トラータカ　246
イメージ・トレーニング　250
イメージ療法　255

秘伝マルマ　ツボ刺激ヨーガ

本文レイアウト／中川まり

序章

「断末魔」にみるインドの身体観

「断末魔」とは？

お元気ですか？

具合の悪いところ、ありませんか？

神経痛とか、糖尿病とか、鬱《うつ》病とか、あるいはインポテンツ、不感症とか。

それは、あなたの体のどこかが「断末魔《だんまつま》」しているからです。

「救末魔《きゅうまつま》」すれば、病《やまい》は癒《い》える。そういう医学が、インドにある。

深刻な病気でなくても、体がだるい、便秘がち、ストレスがたまっている、太りぎみだ、頭が重い……etc。

それは、あなたの体のどこかが「疵末魔《しまつま》」しているからです。

そういう状態も、「救末魔」すれば、改善される。元気になる。そういうヨーガが、インドにある。


ところで、断末魔――。

「彼女は、断末魔の悲鳴をあげた！」

小説でひんぱんに見かける表現です。しかし、筆者の周辺に問いかけてみても、「断末魔」の真意を知るかたは、ほとんどいらっしゃらなかった。これは仏教用語で、末魔を断つ、ということです。末魔は、梵語《ぼんご》の〝マルマ〟（またはマルマン）の音訳。では、マルマとはなにものか？

古代日本に、仏教とともに入った横文字で、マルマと語源をひとしくすることばがもうひとつある。

〝マーラ〟、日本では「魔羅《まら》」。こちらの意味は、どなたもご承知でしょう。

そして、語源がひとしい、ということは、その概念にも通じるものがある、ということです。両者はともに、〝ムリ〟（死ぬ）という動詞語根から派生したことば。マーラは「死神」が原意だが、男性のナニは往々にしてその持ち主を破滅においやる原因になる。ために死神よばわりされる、仏道修行者にとっては厄介《やっかい》きわまる代物であります。

いっぽう、マルマは「死に至る箇所」、すなわち人体に穿《うが》たれた急所をいう。はやい話、急所《マルマ》を断たれることが、「断末魔」なのです。

ヨーガ体位法とマルマの医学

さて、急所といえば――。

こめかみ＝テンプル、顎《あご》＝ジョー、頤《おとがい》＝チン、心臓＝ハート、肝臓＝レバー、水月《みぞおち》＝スタマック……ボクシングでノックダウンを奪うに有効なピン・ポイントです。神経を麻痺《まひ》させる。アッパー、フックで顎、頤を撃たれると、首を支点に脳が激しく揺さぶられる。ムエタイのハイキックは首を狙う技です。頸《けい》動脈の血流が一瞬とだえて悶絶《もんぜつ》する。目、睾丸《こうがん》、肛門への攻撃が、ほとんどの格闘スポーツで禁止されていることはいうまでもありません。

マルマも、ほんらいは、戦場往来の武者たちの狙いどころでした。「断末魔」の語は、紀元前2000年期に成立したインド最古の文献『リグ・ヴェーダ』にすでに見られます。神々の王インドラ、日本でいう帝釈天《たいしゃくてん》が、巨竜のマルマを攻撃してこれを斃《たお》した、という神話がそれです。

これらは、マルマの知識が武術と結びついていたことを物語っています。マルマの知識は、ヴェーダ時代の武術の発達とともに蓄積されていきました。

また、ヨーガには諸流あり、こんにち世界中で健康法としてひろく行われているのは、人間がほんらい持っている生命エネルギーを解脱のために利用する、ハタ・ヨーガと呼ばれる行法の一部ですが、その萌芽《ほうが》もそのころのインド武術にみられます。

「生命の科学」を意味する〝アーユルヴェーダ〟は、日本でもようやく知られるようになりました。

しかし、いまだほとんど知られていないヴェーダの科学のひとつに〝ダヌルヴェーダ〟があります。これは「弓の科学」ぐらいの意ですが、たんに弓術のみならず、武術全体をあつかっている。

インドと武術のオタクである筆者は、これらの文献をいくつか訳してみました。すると、体位法や呼吸法、瞑想法が豊富にもりこまれているのを知って、驚愕《きょうがく》したものです。なぜなら、ハタ・ヨーガの根本経典『ハタ・ヨーガ』『ゴーラクシャ・シャタカ』の2文献が編まれて、このヨーガが体系づけられたのは、11〜13世紀。

主要なダヌルヴェーダ文献がつくられてから1000年ものちのことだからです。

武術は戦場での生命のやりとりを大前提としている。そしてそれに勝利するには、おのれの全エネルギーを支配下におく必要がある。そんなことを考えると、ハタ・ヨーガの発想をダヌルヴェーダが先取りしているのも当然といえるかもしれません。そういえば、ハタ・ヨーガの開祖ゴーラクシャも、棒術にすぐれていた、と伝えられています。

もっとも、ハタ・ヨーガで体位法を意味する〝アーサナ〟の語はダヌルヴェーダにはなく、〝ダヌワン・クラマ・プラクリヤー〟、すなわち「武術稽古《けいこ》の前儀式」の名で紹介されています。おそらく、準備運動として出発したのでしょう。こんにちのインド武術各流派においても、ヨーガ体位法は準備運動として、ひろく行われています。

いっぽう、その性格上、秘伝とされていたマルマにかんする体系だった情報がはじめて公開されるのは、西暦紀元前後に編まれたアーユルヴェーダの外科医典『スシュルタ本集』においてです。

外科は、負傷兵の刀傷を縫《ぬ》い合わせたり、深刻なダメージを負った手足を切断したり、と「切った張った」の戦場の緊急処置がはじまり。もともと武術とは縁が深い。そしてアーユルヴェーダには、武医術という特殊な分野があります。武術をきわめたマスターが、こんどは病人の治療にあたる。彼らは、『スシュルタ本集』にもとづく独自の身体観をはぐくんできた。そして、その焦点になったのも、マルマなのです。

さきほど、魔羅の話をいたしました。しかし、インド神話の死神マーラは、『カーマ・スートラ』とかいうときのカーマ、すなわち愛の神の別名でもある。生の原理である愛とそれに対立する死は、じつはコインの両面のように表裏一体の関係にある、というのがインド人の生命観なのです。例の魔羅も、使いかたしだいでは、男女和合の愛の神になる。

末魔も同様。死に至る急所であるマルマも、用いかたしだいで、

——生をもたらす救所

になりうるのです。

マルマを刀で斬りつけたり、槍で突《つ》いたりすれば、どんな勇猛な戦士であっても

死はまぬがれない。ところが、同じマルマをやさしく刺激してやれば、死の床に臥《ふ》した病者すらもが黄泉帰《よみがえ》る！

マルマと経穴《けいけつ》

偶然か、あるいは知られざる歴史的なつながりによるものか、マルマのほとんどが中国の経穴（ツボ）と一致する。むろん概念上の差異も多々ありますが、それはアーユルヴェーダと中国医学のちがいを反映するものといってもよいでしょう。とまれ、中国のツボ療法は、インドのマルマの医学を理解する縁《よすが》となる。

そして、断末魔をもたらすものが、刀や槍といった武器だけとは限らない。

悪しき生活習慣が、じょじょにマルマに蓄積される。それが「疵末魔」です。鍼《しん》灸《きゅう》療法に携わっているかたであれば、理解しやすい理論でしょう。身体《しんたい》の異常は、かならずツボの異常――強いコリ、腫《は》れ、痛みとなってあらわれるからです。それの高じた状態が「断末魔」。すなわち、残忍な病魔に全身を舐《な》められ、やがて死神マーラにさらわれてゆくことになる。

対するマルマの医学の依《よ》って立つ原理は、──異常のあらわれたマルマを察知して、それを正常に戻してやるということにつきます。

しかし、インドに鍼灸はありません。では、いかにして、マルマを治療するか？人体への浸透力のある薬用オイルが、鍼《はり》や灸にとってかわる。オイルを病んだマルマにしみ込ませ、さらに多種多様なマッサージをもって、マルマを正常な状態に戻してやる。そうして、武術医師たちは、骨折などの怪我、リウマチや痛風といった慢性病、神経痛、脳梗塞のあとの片麻痺《かたまひ》、さらに精神病に至るまで、ほとんどすべての疾患《しっかん》に対処してきたのです。

このテクニックは、武術家の行う体位法、ダヌワン・クラマ・プラクリヤーと早いうちに結びつきました。

それが、これから紹介する〝マルマ・ヨーガ〟です。

第1章

ひとめでわかる基本ヨーガ体位操作法

マルマ詳細

「断末魔《だんまつま》」の末魔とは、急所のことである。

そこが武器で断たれたり、疵《きず》を負ったり（ダメージが蓄積されたり）すると、死んだり、病気になったりする。

しかし、同じ末魔を「救」してやると、病《やまい》が癒《いや》され、健康になる。

それら末魔のほとんどが、中国の「ツボ」と一致している——。

そこまではご理解いただけたものとして、まずは末魔、すなわちマルマを、すこし詳しく見ていくことにしましょう。

マルマの医学は、約2000年前に編纂《へんさん》された外科医典『スシュルタ本集』に論拠をおくものですが、この文献は、全部で107のマルマを列記しています（図①）。

これらのマルマはそれが属する身体《しんたい》組織にしたがい、

1. 筋肉のマルマ
2. 靭帯《じんたい》のマルマ
3. 脈管《みゃっかん》のマルマ
4. 骨のマルマ
5. 関節のマルマ

の5つのカテゴリーに分類されます。

この点が、「気」という目には見えぬエネルギーの14本のルート（経絡《けいらく》）にしたがってツボを分類している中国との大きな違いです。さらにマルマのなかには、すべてポイントで表現されるツボとは異なり、広い面積を持ったものや帯状に伸びるもののもあります。マルマの大きさは、指の幅で測られます。

しかし、インドでも、〃プラーナ〃という、生きものを生きものたらしめている霊妙かつ根源的なエネルギーが、ひじょうに重要になってきます。こまかいニュアンスの違いはあるものの、

——気＝プラーナ

としてよい。経絡に似たエネルギー・ラインである〃ナーディー〃という考え

図①［『スシュルタ本集』の107のマルマと中国のツボとの対応図］

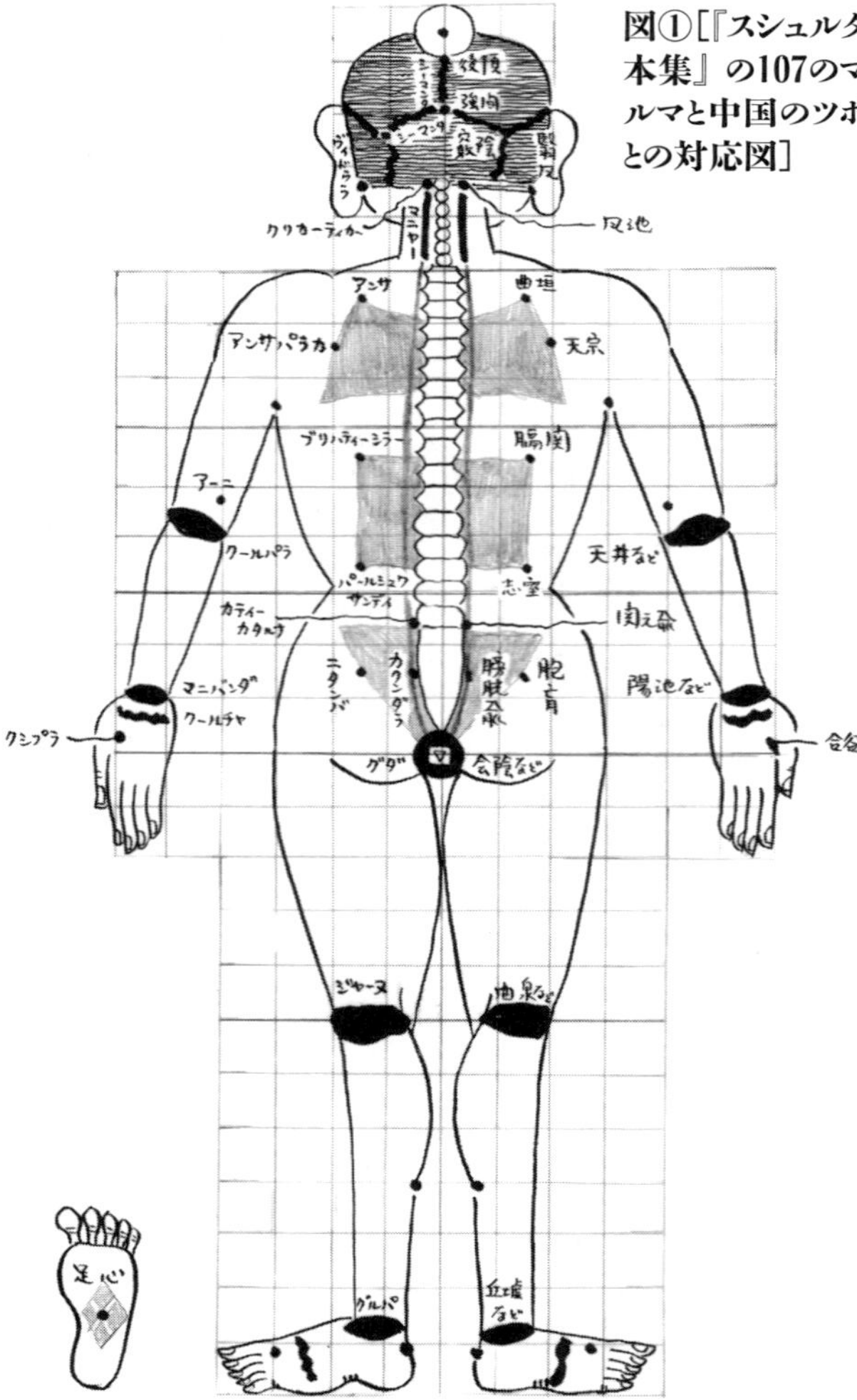

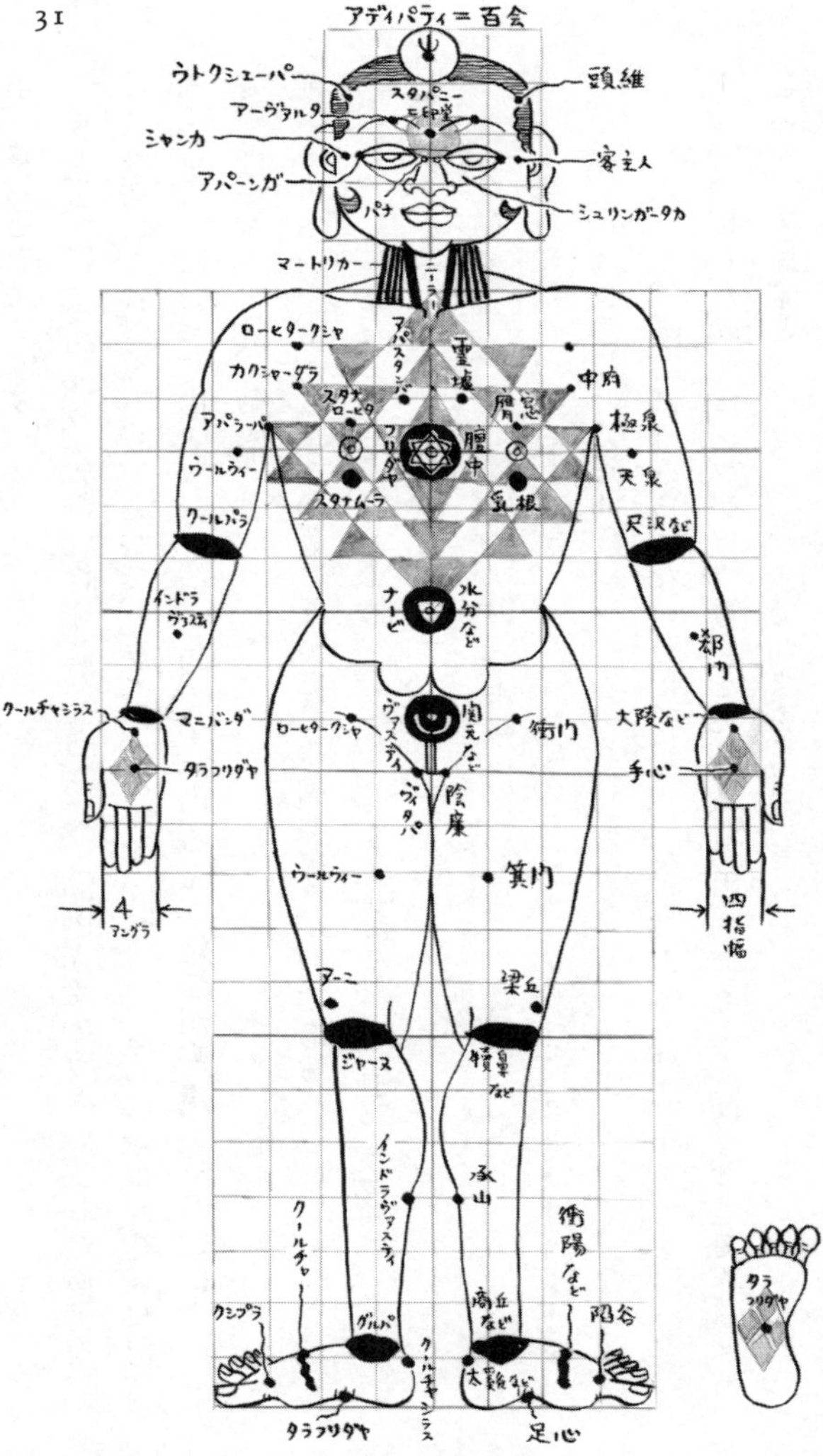

アディパティ＝百会
ウトクシェーパ
頭維
スタパニー
アーヴァルタ
印堂
シャンカ
客主人
アパーンガ
パナ
シュリンガータカ
マートリカー
ニーラー
ローヒタークシャ
アパスタンバ
霊墟
カクシャーダラ
中府
スタナローヒタ
膺窓
アパラーパ
極泉
フリダヤ
膻中
ウールウィー
天泉
スタナムーラ
乳根
クールパラ
尺沢など
ナービ
水分など
インドラヴァスティ
郄門
クールチャシラス
マニバンダ
ローヒタークシャ
ヴァスティ
関元など
衝門
大陵など
タラフリダヤ
手心
ヴィタパ
陰廉
ウールウィー
箕門
4
アングラ
四指幅
アーニ
梁丘
ジャーヌ
犢鼻など
インドラヴァスティ
承山
クールチャ
衝陽など
クシプラ
グルパ
商丘など
陥谷
クールチャシラス
太谿など
タラフリダヤ
足心
タラフリダヤ

も、重視されています。

そして、『スシュルタ本集』のマルマの分類は、筋肉〜骨のうちいずれが優勢を占めるかにもとづくものであって、ほとんどのマルマは、これらの組織が複雑に錯《さく》綜《そう》することによって構成されているのです。いろんな組織が密集することによって、神経も集中し、結果、

――エネルギー・ラインの叢《そう》になっている箇所がマルマである

といういいかたもできるでしょう。『スシュルタ本集』は、これを定義し、

「マルマとは、プラーナの座である」

としています。とりあえずマルマとは、

――全身にはり巡《めぐ》らされたナーディー（気のルート）のターミナル・ポイント

と考えればよろしいでしょう。

これは、現代医学にはみられない考えです。しかし、人体の熱分布をカラーパターンで表現したサーモグラフィー写真を見ると、体温のいくぶん高くなっているところが、不思議とマルマと重なっています。

また、マルマの分類法には、「断末魔」のダメージの度合いに応じて、

1. 即死、または24時間以内に死にいたるもの
2. 2週間〜1ヵ月以内に死にいたるもの
3. 突《つ》き刺さった矢などの異物を除去すると死にいたるもの
4. ハンディキャップを負うもの
5. 激痛を起こすもの

の5つのカテゴリーにしたがうものもあります。

仏教武術での用法

古代インド武術は、これらのマルマの攻防をめぐって発展しました。マルマを刀で斬られたり、槍で突かれたりすると、ちょうどタイヤがパンクするみたいに、その傷口からプラーナが抜けてしまい、死に至る、と説明されています。それゆえ、矢などを身に受けたときは、傷口が広がらないように、慎重に抜かなければならない。なるべく手で抜かず、釘《くぎ》抜きのようなものを用い、すこしずつ引き出すようにする。

いっぽうで、戒律上、殺生の許されぬ仏教の僧院では、棒や拳などで敵のマルマを撃つことで戦闘能力を奪ってしまうヴァジュラ・ムシュティ（金剛拳）とよばれる武術が生まれました。この武術では、倒した相手を蘇生《そせい》させる術が併用される。

その流れをくむ流派の秘伝書から、マルマの攻防術、および蘇生術を引用してみましょう。

臍《へそ》の1・5指幅下にあるジャラパンタンというマルマを狙われたときは、
左手でブロックし、
右足を1歩踏みこみ、対手の同部位を右手で撃つべし。
彼は意識を喪《うしな》い、小便を流すであろう。
敵を蘇生させるためには、その箇所と反対側の、
股関節の6指幅上、背骨の中央に、回復のためのパンチを入れよ。
ときにペニスから血を流すかもしれぬ。
そのときは、同部に掌底で圧を加えよ。

水月《みぞおち》のマルマ、トリシャンクプシュパの奥（胃袋）は、液体で満たされており、蓮華《れんげ》の蕾《つぼみ》のような形をしており、わずかに右に傾き、心臓と接近している。

ここを狙われたときは左手で防御し、対手の同部位を右肘《ひじ》で攻撃せよ。敵は失神する。

蘇生させるためには、背のちょうど反対側にパンチを入れよ。

ここにいうジャラパンタンおよびトリシャンクプシュパは、『スシュルタ本集』には見られないマルマです。武術家やヨーガ行者は、それぞれ独自のマルマを立てていて、その全貌は不明。本書では『スシュルタ本集』の１０７のマルマを中心に話を進めます。

ともあれ、マルマを拳などで撃たれたときは、刀槍の傷とは異なり穴が開かないから、急に死んだりはしません。しかし、プラーナの流れに変調をきたし、結果として、気を失ったり、病気になったりする、とされています。

日本の時代劇でも、相手の水月を撃って気絶させるシーンがありますが、ふつうに殴っても、けっして気絶などしない。ボクシングでスタマック・ブローでダウンしても、苦しいから倒れるのであって、意識はしっかりしている。

水月への当て身は、正確に、しかも正しい角度と強さをもって突かなければなりません。水月には太陽神経叢という神経の塊《かたまり》がある。そこの〈気〉の流れをショートさせるのが当て身なのです。ただ胃袋の上を殴りつけるのとはわけが違う。

また秘伝書には、水月を撃って気絶させた者を蘇生させるには、

「その反対側を刺激せよ」

とあります。日本の古武術でも、水月に当て身して気絶させた者に活を入れるときは、水月の反対側の背骨の第6胸椎をグイと押してやる。

同様に、臍下のジャラパンタン（ツボの気海と一致）を当て落とした者には、その反対側の第3〜4腰椎あたりを刺激して蘇生させている。

この、傷ついたマルマの反対側を刺激する、というのが、マルマの医学の特徴のひとつになっています。

マルマからチャクラへ

もうひとつ、ツボとマルマの大きな違いは、後者が、インドの場合、——〈からだ〉と〈こころ〉の交流点である

とされたことです。中国にもこの考えはないではありませんが、インドの場合、ひじょうに顕著《けんちょ》になってくる。

マルマは肉体の一部である。が、同時に精神機構の一部である。——これは古代インド人の、「思考とプラーナは密接に関連している」という考えかたから理解されうるでしょう。

肉体に在りながら〈こころ〉との交流点であるがゆえに、マルマは瞑想のかっこうの対象となる。

古代医学の〝マルマの知識〟は、やがてヨーガの〝チャクラの知識〟に再編されていきます。すなわち、体幹部《たいかんぶ》にある重要かつ損傷すると即死、ないしは1日以内に死に至るとされる大マルマ、下から——

1. 肛門（グダ）
2. 膀胱《ぼうこう》（ヴァスティ）
3. 臍（ナービ）
4. 心臓（フリダヤ）
5. 首（ニーラーその他の脈管）
6. 眉間《みけん》（スタパニー）
7. 頭頂孔（アディパティ）

が、〝チャクラ〟なるものに抽象化される。すなわち、下から——

1. ムーラーダーラ
2. スワーディシュターナ
3. マニプーラ
4. アナーハタ

5. ヴィシュッダ
6. アージュニャー
7. サハスラーラ

の7つのチャクラ。

チャクラのことばの意味は「円を描くもの、回転するもの」。

ふかい瞑想に沈潜したヨーガ行者のみが、裡《うち》で回転する発光体を観る、というので、この名がありますが、サイキック小説や超能力マンガによく登場することばでもあります。

「彼は、心臓のアナーハタ・チャクラに意識を集中した。と、その脳裡《のうり》のスクリーンには、彼女の未来の姿が、ありありと映しだされた」

というふうに用います。血液を送り出す器官が心臓であるように、霊妙なプラーナ・エネルギーをコントロールし、超能力を発現する器官がチャクラ、というわけです。

チャクラはふつう背骨に沿ってある、とされるが、これは、反対側を刺激する、

チャクラ	位置	関連する肉体器官	関連する内分泌腺とその作用	関連する意識・欲望
サハスラーラ	頭頂	大脳新皮質	松果体 ►時間を認識するために重要な役割を果たす。つまり体内時計としての作用。	完全な覚醒 合一
アージュニャー	眉間の奥	大脳辺縁系 脳幹	脳下垂体 ►成長ホルモンおよび各ホルモンの働きを統括するホルモンを分泌。	知恵
ヴィシュッダ	首	延髄 呼吸器系	上皮小体 甲状腺 ►新陳代謝に大きな作用。	真理の探究
アナーハタ	胸部	心臓 循環器系	胸腺 ►免疫反応の役割を担い、ストレス状態を解消。	慈愛
マニプーラ	腹部 (太陽神経叢)	消化器	膵臓 ►消化促進の過程をつかさどる。	権力 支配
スワーディシュターナ	下腹部	泌尿器 生殖器	生殖腺 ►生殖作用に関する諸ホルモンを生産。	生殖・性欲
ムーラーダーラ	会陰部の少し上	肛門 尾骶骨	副腎 ►アドレナリンを生産。	生存 動物的精神構造

図② ［大マルマとチャクラの関係］

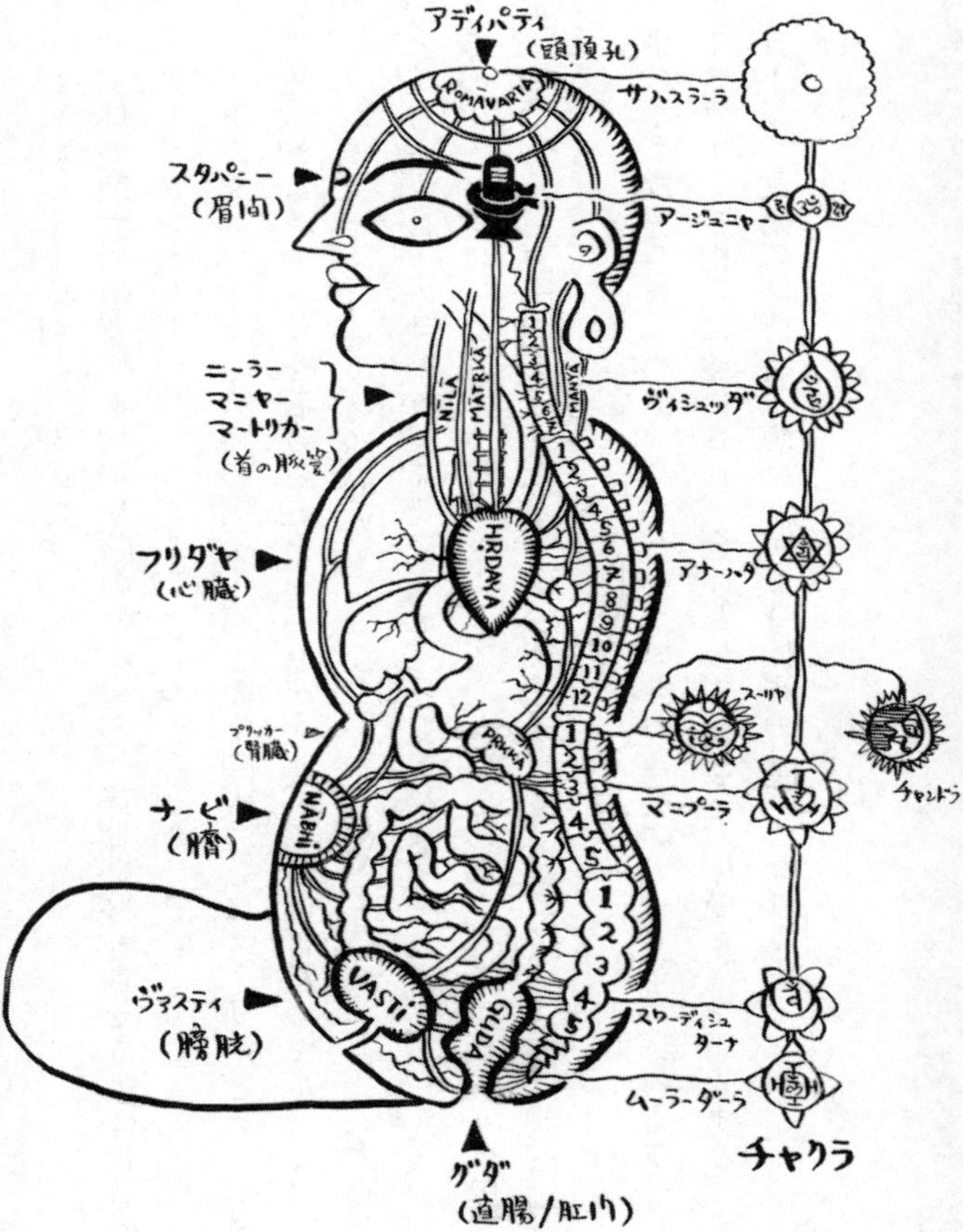

というマルマの医学を応用したものです。

つまり、体の前面に位置する膀胱や臍のマルマを、背骨に移動させて実体化したのが、スワーディシュターナ、マニプーラといったチャクラです（図②）。

さらに、臍のマニプーラと心臓のアナーハタの中間の左右にスーリヤとチャンドラという副次的なチャクラを設けることもありますが、これは腎臓のマルマ（パールシュワサンディ）をチャクラ化したものです。スーリヤとチャンドラ（太陽と月）は、右半身が陽、左半身が陰であることを示しています。

これらのチャクラは、プラーナをコントロールしているばかりではなく、内臓や神経叢、内分泌腺、意識のありかたとも深い関連をもつとされています（40ページの表）。

その他の小さなマルマ（小チャクラといってもいい）は、チャクラから伸びるエネルギー・ラインで相互に連結され、全体として緊密な人体曼荼羅《まんだら》を構成する。それが、ヨーガや武術の修行者が想いえがく身体観の基本となります。

マルマ・ヨーガの基本原理

武術では、マルマを攻撃することによってプラーナの流通をさまたげ、敵を殺したり、失神させたりします。逆にいえば、人間が具合が悪いという状態は、プラーナの供給が妨害され、不足した状態と考えられる。そこで武術医たちは、マルマに働きかける治療法によって、プラーナの流れを正常にしていくのです。

これは『スシュルタ本集』にある断末魔の状態を逆用したもの。たとえば、この医典には、

「胸部のアパスタンバを断末魔すると、咳、および呼吸困雑により死亡する」

とあります。ならば、肺病患者のアパスタンバには異常があらわれているはずであり、それを正常に戻してやることで、肺の機能も回復する。

「シーマンタ（頭蓋《ずがい》縫合）を断末魔すると、精神的興奮や知性喪失がひきおこされる」

ならば、シーマンタの治療に専念することで、精神病も癒される。

また、さまざまな器官とかかわるチャクラも同様。

「喉《のど》のヴィシュッダ・チャクラを損《そこ》なうようなショックからは、喘息《ぜんそく》を生じる」

「下腹のスワーディシュターナ・チャクラが損傷を受ければ、性的不能や不妊、泌尿器疾患《しっかん》を起こしやすい」

逆に、チャクラがその機能の平衡《へいこう》を取り戻すことができるなら、肉体もそれにしたがって平衡を取り戻し、健康となる。

武術家は、このマルマの医学の原理を、さらにヨーガの体位法にと応用させていきました。ヨーガのポーズが、武術稽古《けいこ》の準備運動、整理体操にひろく用いられているからです。また、稽古の結果、怪我をしたり、健康を損なっても、それを行うことによって速《すみ》やかに回復する。それが〃マルマ・ヨーガ〃です。

体位法にくわえて、マルマの操作法を学び、マルマやチャクラをつよく意識することで、ヨーガの対症療法的な展開が可能になる。つまり、体位法による特定のマルマの緊張圧迫が、鍼灸《しんきゅう》などのツボ治療と同様の効果を持つ、ということです。

まずはやってみよう――マルマ・ヨーガの速効性

しかし、ヨーガと聞いただけで、お手上げ、というかたもおいででしょう。「オレは体が鉄よりカタいのが自慢だ。そんな骨なしのようなマネはできっこない」と。

たしかに、ヨーガ体位法は、関節を開くことに工夫を凝《こ》らしている。つまり、関節をとりまいている靭帯を緩《ゆる》め、関節の可動域を最大限に拡大するよう、練習をつむ。結果、体をくねくねと曲げることができるようになる。しかし、だからいい、ってものでもない。そうであれば、タコやクラゲのほうがずっと偉い。

意味があるのは、軟体動物になることより、むしろ関節に付随する筋肉の運動や、血液やプラーナの循環の促進効果です。

ここでは誰でもできる簡単な、それでいて難しそうなヨーガの体位の基礎となる身体操作法を紹介します。

り。

呼吸と合わせて、ゆっくり手足を伸ばしたり、腰をねじったり、背を反らしたり。

疲れがとれ、心身がリフレッシュされ、「気持ちよく」なっていることに気づくはず。

そんな積み重ねの上に、ヨーガの体位法があるのです。

○思いっきり背中を反らしてみよう！――ナービ（臍）マルマ（図③）

〈やりかた〉

①両足を閉じたまま立ち、胸元で合掌。

②ゆっくり息を吸いながら合掌手を上げていき、限界まで背、および首を後ろに反らせる。ふつうの呼吸のまま30秒ほど静止。このとき、足の親指に力を入れ、臍のマルマ（チャクラ）に意識を集中することが肝心。

③息を吐きながら、腰、胸、首とゆっくりと元に戻す。

④これを3回くり返す。

※床と平行になるくらいまで反りかえることのできる人もいれば、背中に鉄筋を通

図③［ナービ（臍）マルマ］

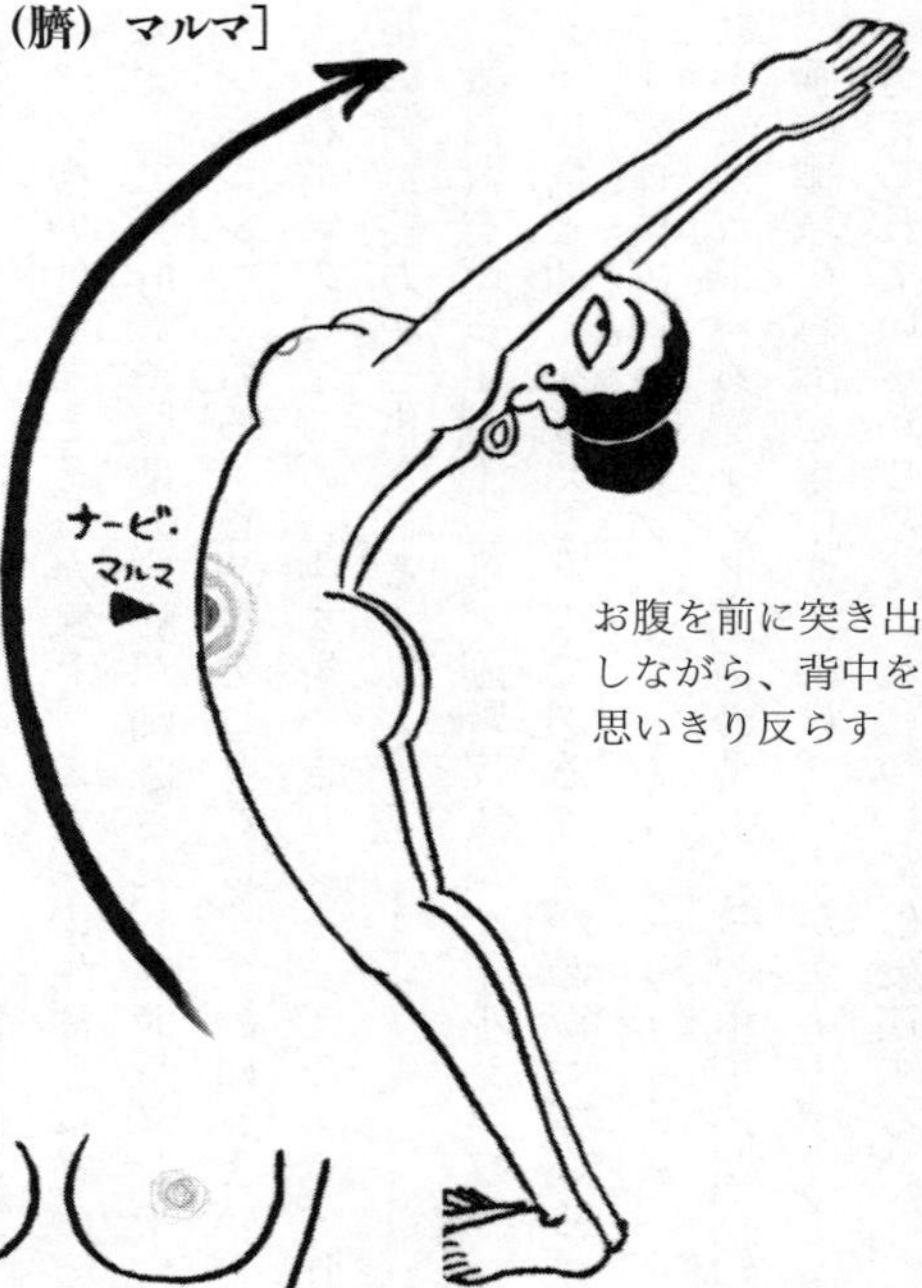

お腹を前に突き出しながら、背中を思いきり反らす

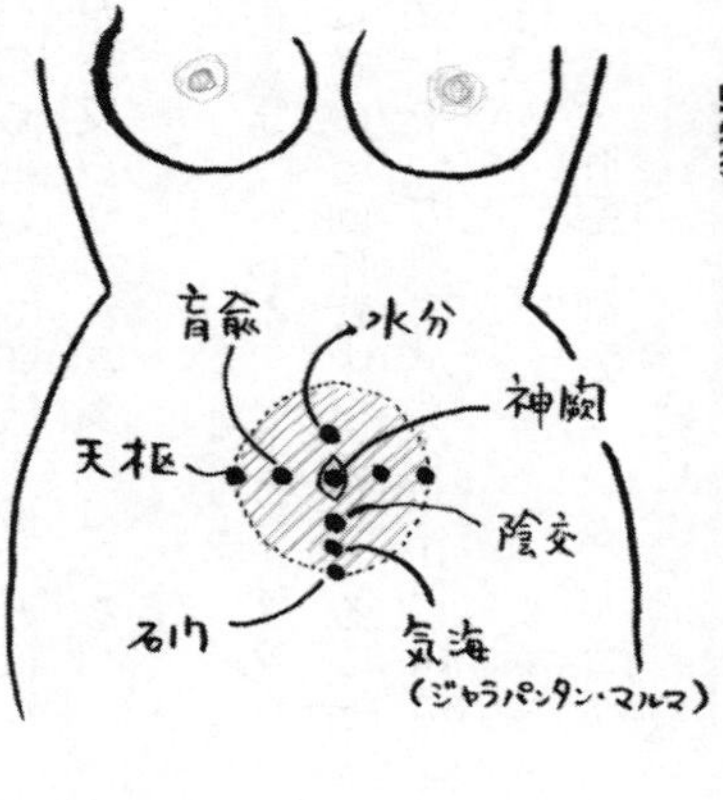

「脈管のマルマ」に分類される。直径４指幅（７センチほど）の臍のマルマの領域には、９個のツボがおさまっている。そのうち気海は武術のマルマ、ジャラパンタンと一致している

したように曲がらない人もいるだろう。曲がらないからといって悲観することはない。まずは、やってみること。毎日やれば、だんだん反らせられるようになる。

〈効果〉

現代人の生活は、前かがみの姿勢が多く、背が縮こまりがちだ。とくにデスクワークの多い仕事だとそれが顕著。ふだんの生活とは逆の方向に背中を反らせることによって、肝臓や腹部の内臓が刺激され、血液やプラーナの循環がよくなり、体がリフレッシュされる。首や肩のコリをほぐすのにもよい。

二日酔いのときも、背中を思いきり反らしてみよう。肝臓が刺激され、アルコールの解毒能力が強化される。

また背を反らすポーズは、副腎皮質（パールシュワサンディ）の働きに影響を与え、自信と活力を与えるものであることがわかっている。それゆえこのポーズは、ヨーガ体位の連続ポーズ〝スーリヤ・ナマスカーラ〟（太陽礼拝）のオープニングにあてられている。インド武術の型も、このポーズから始まるものが多い。

臍の領域に意識を集中するのは、そこが全ナーディー（プラーナの導管）の起点と考えられているからだ。これについては後述する。

○腰をねじってみよう！――カティーカタルナ（骨盤と腰椎の接点）マルマ（図④）

〈やりかた〉

①足を肩幅に開いて立ち、両手を肩の高さまで上げる。

②息を吐きながら、背骨が曲がらないようにまっすぐ立てて、腰と首を左側にねじる。ふつうの呼吸のまま30秒ほど静止。このとき、足や骨盤が背骨といっしょに動かないように注意し、骨盤と腰椎の接点にあるカティーカタルナ・マルマに集中する。

③ゆっくり元に戻して、逆方向も同様に行う。

④これを2回くり返す。

〈効果〉

腰椎のゆがみを矯正《きょうせい》し、新鮮な血液やプラーナを骨盤内のすみずみまで送りこんで、内臓の働きを活性化させる。ウッフン、アッハンの悩ましい営みのあとは、とくに男性は、腰をよくねじって、ゆがみをただしておこう。さもないと、ゆがみが

図④［カティーカタルナ（骨盤と腰椎の接点）マルマ］

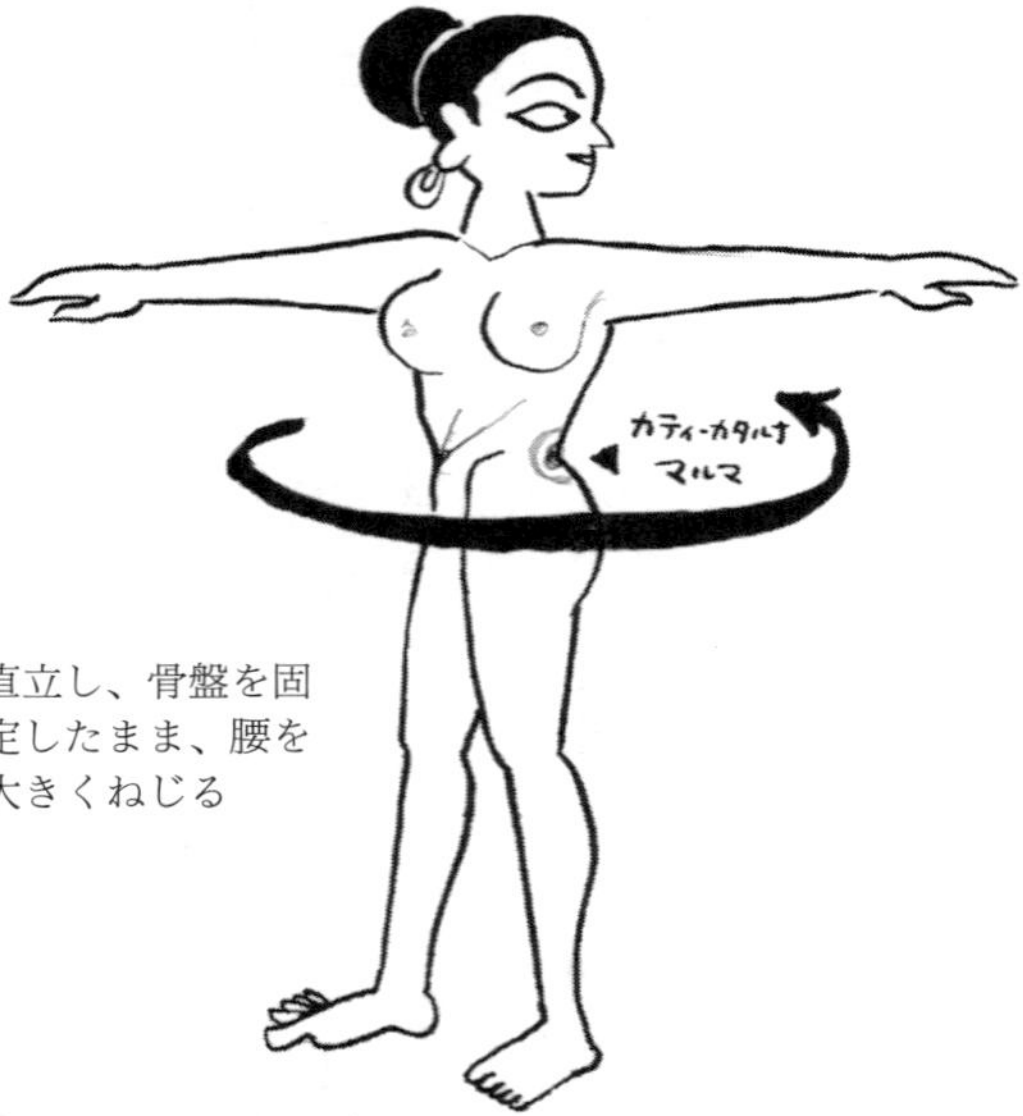

直立し、骨盤を固定したまま、腰を大きくねじる

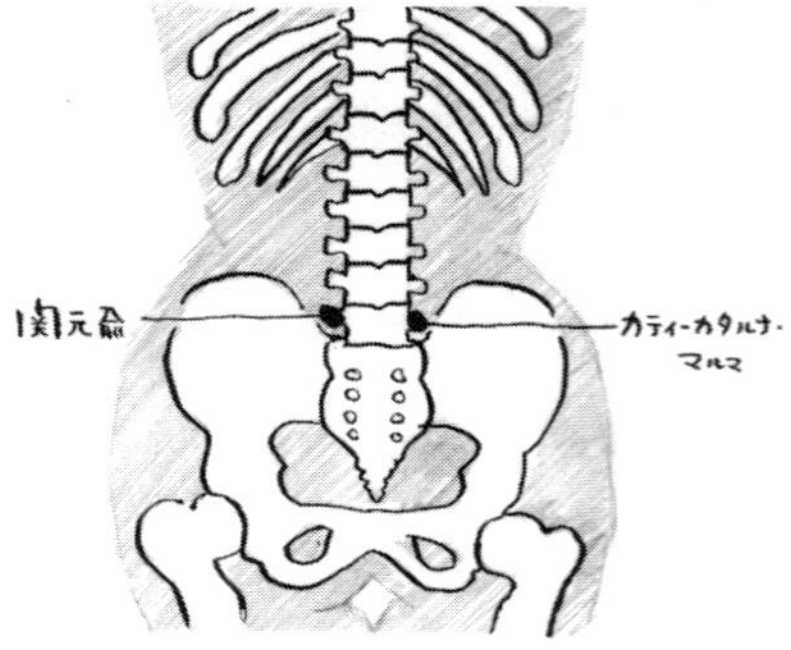

「骨のマルマ」に分類される。腰椎の、骨盤に接する部分の両側で、中国の関元兪に一致。婦人科系の疾患や下肢のしびれに効く

積もり積もって、腰に時限爆弾をかかえてしまうことになる。

ここで意識するカティーカタルナは、脊髄の左右両側を流れるイダーおよびピンガラーという最重要なプラーナ管の上に位置し、中国の関元兪《かんげんゆ》というツボと一致する。『スシュルタ本集』では「断末魔すると、四肢の麻痺《まひ》により死亡」すると記載されるマルマで、逆にいえば、座骨神経痛などのしびれをともなう下肢の痛みに効果がある。婦人科系の疾患にもよい。

なお、骨盤を固定して腰をねじる、というポーズは、インドやチベットの拳法で強調される動作である。シャクティ、つまり気の塊を乗せたパンチは、このような「腰を鋭く切る」動きから発射される。

○首も動かしてみよう！――クリカーティカー（首と頭の接点）マルマ（図⑤）

〈やりかた〉
①立ったまま、あるいは座って（いすでもよい）、背筋を伸ばす。
②肩の力を抜き、頭を前に曲げ、顎《あご》を胸元に引きつける。一連のポーズでは、頸椎《けいつい》と頭の接点にあるクリカーティカー・マルマに意識を集中する。

図⑤［クリカーティカー（首と頭の接点）マルマ］

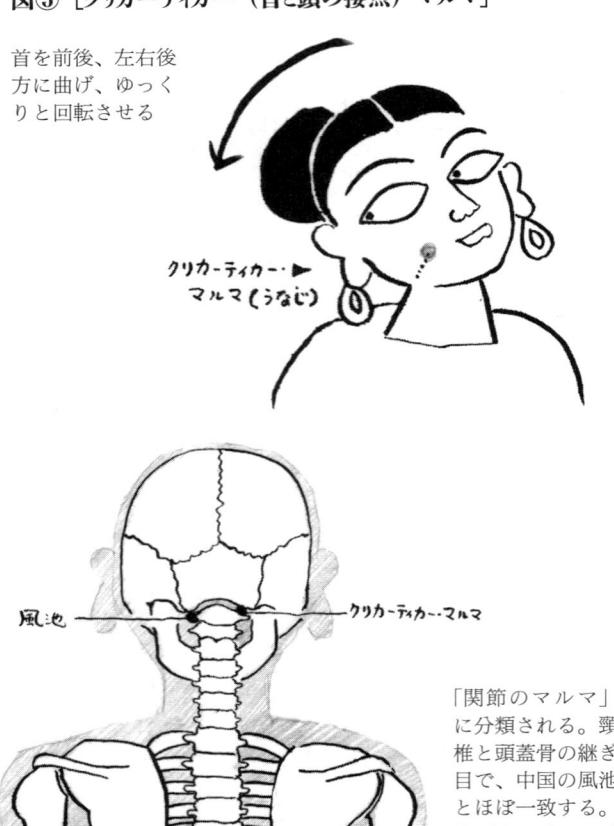

首を前後、左右後方に曲げ、ゆっくりと回転させる

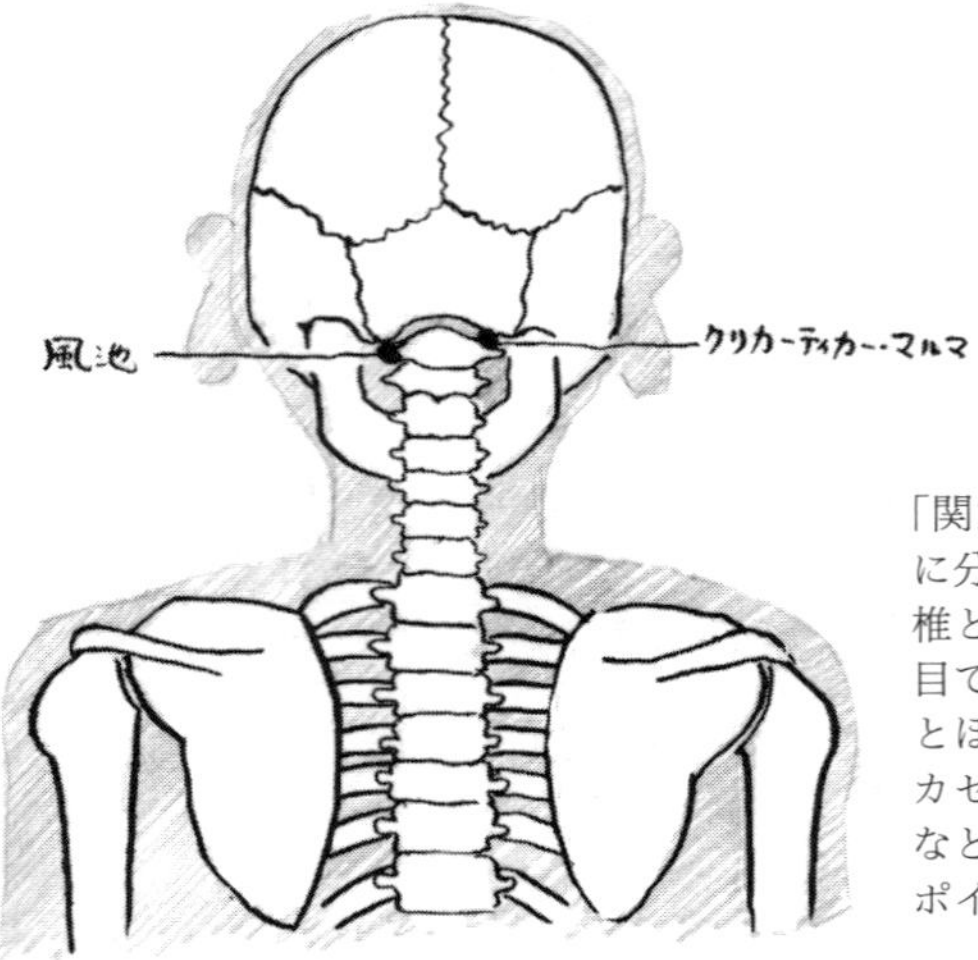

「関節のマルマ」に分類される。頸椎と頭蓋骨の継ぎ目で、中国の風池とほぼ一致する。カゼやノイローゼなどに効果のあるポイント

③首をできるだけ後ろに曲げて、10秒ほど保ち、元に戻す。
④首を斜め右後ろに曲げる。
⑤同様に斜め左後ろに曲げる。
⑥首をゆっくり時間をかけて右から2度回す。左からも2度回す。

〈効果〉

首は重い頭を支えている。疲れがたまりやすく、それが頭痛や肩コリの原因になる。このポーズは首から肩にかけてのマルマ／ツボを刺激し、筋肉のコリをほぐす。

背骨の上下で、先のカティーカタルナと対になるのがこのクリカーティカーというマルマである。つまり、尾骶骨《びていこつ》のムーラーダーラ・チャクラから伸びるイダー、ピンガラーの両管は、カティーカタルナで骨盤を抜けて背骨の両脇をはい昇り、クリカーティカーから頭蓋のなかにもぐりこんでいく。

断末魔すると「頭を支えられなくなり、頭のなかも混乱する」。風池《ふうち》というツボとほぼ一致し、中国でも「頭の病気はこのツボで治療せよ」といわれている。頭痛、五十肩、寝違えなどにも効果がある。

○手首もねじってみよう！——マニバンダ（手首）マルマ（図⑥）

〈やりかた〉

①両手を肩の高さまで上げ、手のひらを上に向ける。一連の動作中は、マニバンダのマルマに意識を集中する。

②手首を内側に向けて折り、指先に力を入れる。

③手首を回転させて、手のひらを下に向ける。このとき指先の力を抜く。

④さらに腕全体をねじるように手首をさらに回転させる。

⑤これを3～5回くり返す。

〈効果〉

手首は、中国でも陽谿《ようけい》、陽池《ようち》、陽谷《ようこく》、養老など多くのツボが密集している箇所である。

そして手首の柔軟性は、どんな武術でも強く求められるところだ。しかし、稽古中、傷めやすい箇所でもある。ここを断末魔すると「激痛をおぼえ、手や腕が動かなくなる」とある。たとえば、パンチやキックを下手なやりかたでブロックする

図⑥［マニバンダ（手首）マルマ］

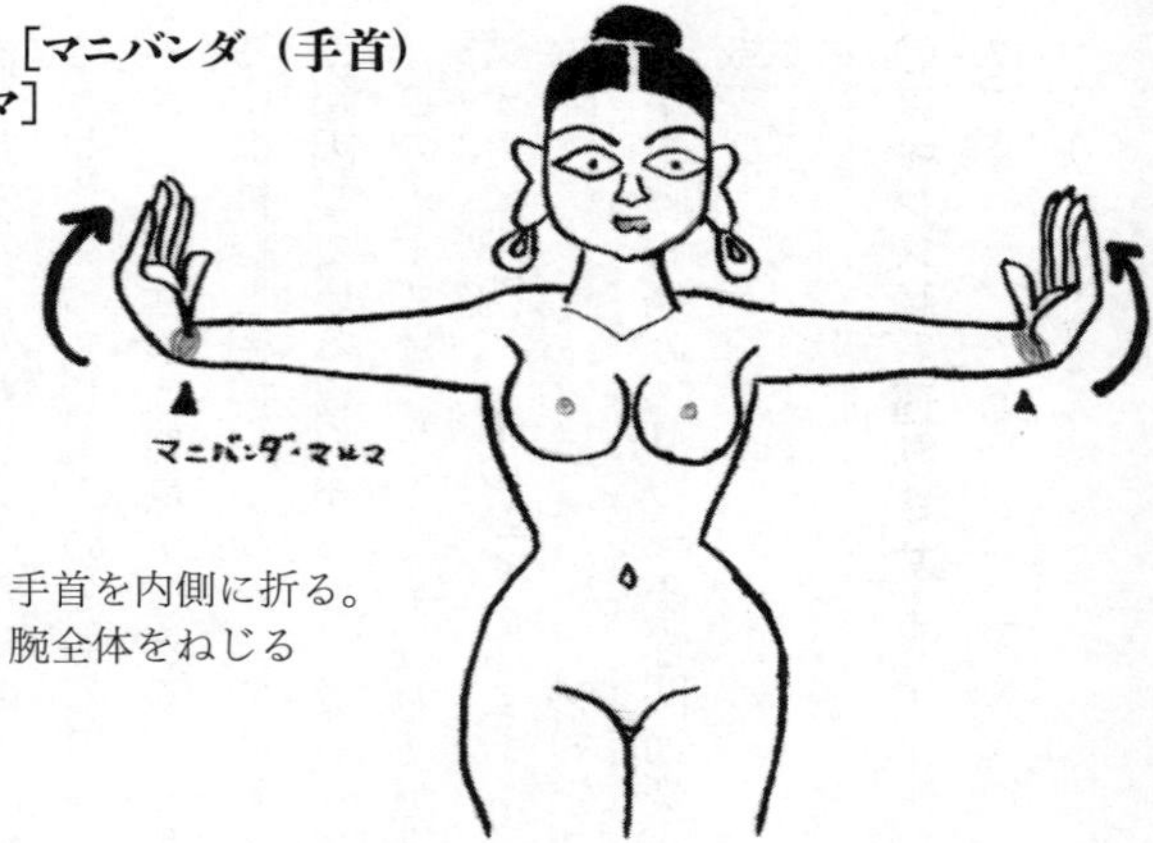

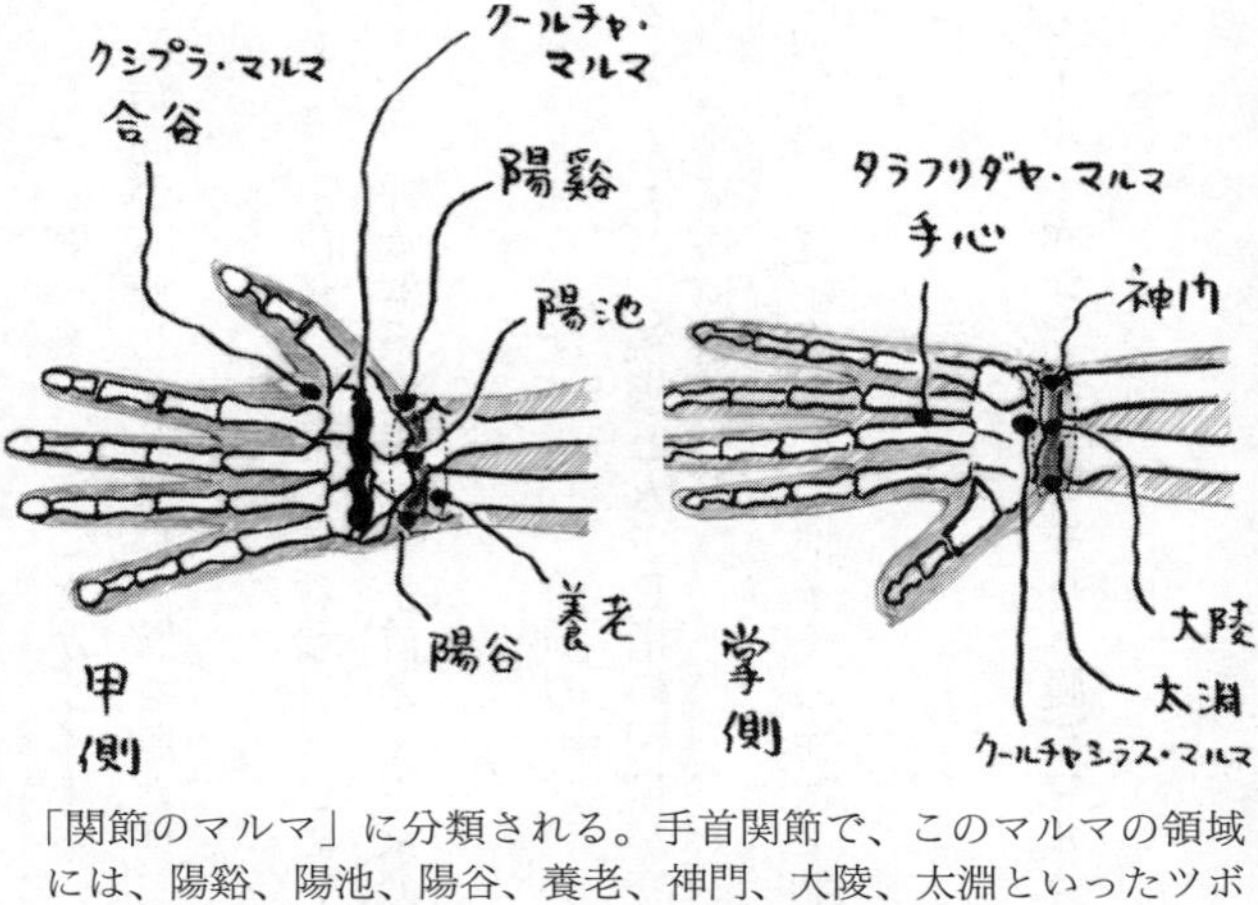

「関節のマルマ」に分類される。手首関節で、このマルマの領域には、陽谿、陽池、陽谷、養老、神門、大陵、太淵といったツボが配されている。手首や足首には内臓とつながる多くのエネルギー・ラインが通っているため、多くの症状に効果がある

と、手首の尺骨《しゃっこつ》と橈骨《とうこつ》の合わせ目が1ミリほど開いてしまうことがよくある。すると、ものの5分もしないうちに、肩の三角筋が麻痺してしまい、腕を動かすことができなくなってしまうのである。

さらにしばしば喘息が起きることがある。手首が、脊椎《せきつい》にある喘息などに関連する中枢神経と密接につながっているからだ。呼吸器系疾患は、手首のマルマの異常に起因している場合が多い。

このポーズは、そんな手首のゆがみを矯正する。ほかにも、前腕のインドラヴァスティ（郄門《げきもん》）、手のひらのタラフリダヤ（手心《しゅしん》）、親指と人さし指の靭帯が交わるクシプラ（合谷《ごうこく》）といったマルマを同時に刺激する。手や腕の痛み、リウマチ性関節炎、神経痛、腱鞘炎《けんしょうえん》、その他多くの症状に効果がある。

○アキレス腱も運動させよう！――クールチャシラス（アキレス腱）マルマ（図⑦）

〈やりかた〉

図⑦［クールチャシラス（アキレス腱）マルマ］

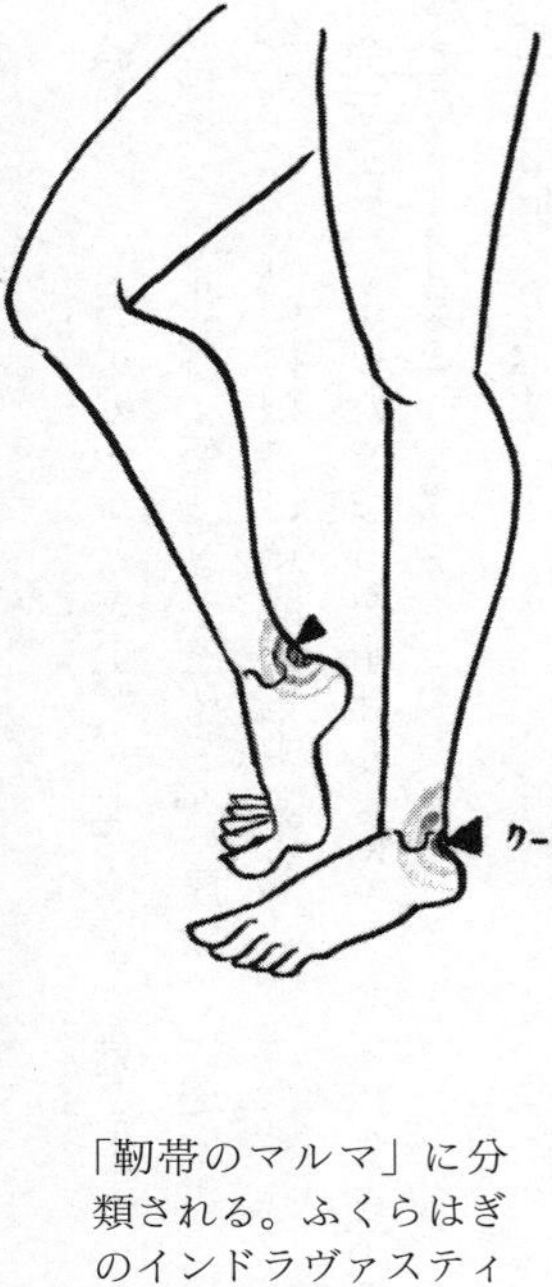

かかとや爪先を上げたり下げたりして、アキレス腱を伸縮させる

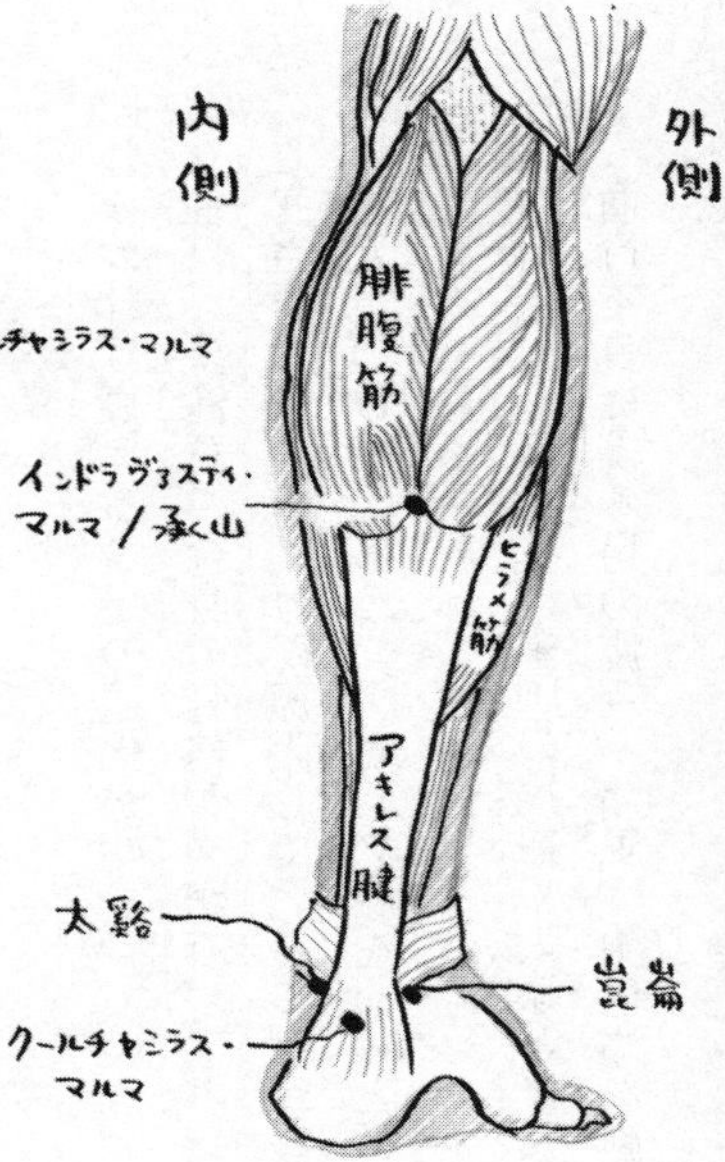

「靭帯のマルマ」に分類される。ふくらはぎのインドラヴァスティとアキレス腱を上下で綱引きしているのが、このマルマである。中国のツボの太谿、崑崙が脇をかためている。足の疲れや痛風、若返りに効果がある

①息を吸いながら、右足のかかとを上げ、上げたまま息を止め（これをクンバカという）、5秒ほど静止し、息を吐きながら元に戻す。一連のポーズ中はクールチャシラス（アキレス腱の付根）に意識を集中する。
②次に爪先を上げ、上げたまま5秒静止し、ゆっくりと爪先を下ろす。
③足をかえて左も同様にする。
④左右交互に2回くり返す。

〈効果〉

現代人は、とにかく歩かない。使わなければ衰える。足の退化が始まっている。とくにハイヒールを常用している女性は、要注意。全身の骨格がゆがみ、アキレス腱が縮こまっている。婦人科系のさまざまな疾病もそれが原因していることが多い。せめてこのポーズで、アキレス腱を元気づけてやろう。アキレス腱をぐいと伸ばすことは、若返りにも効果がある。

ここを断末魔すると「腫《は》れと激痛、歩行不能となる」。中国の崑崙《こんろん》や太谿《たいけい》とほぼ一致。このマルマを刺激することで、血行不良による足の疲れ、痛風、生理痛を癒し、内臓を強化、足の筋肉を引き締める。

○ヨーガ・スクワットをやってみよう！——ジャーヌ（膝《ひざ》）マルマ（図⑧）

〈やりかた〉

①爪先をそろえて立ち、胸元で合掌。ジャーヌのマルマに意識を集中する。

②息を吐きながら、背をまっすぐに保ち、かかとを床に着けたまま腰を下げていく。同時に合掌手を上げていく。

③中腰のまま、できれば大腿と床が平行になるまで腰を落とし、ふつうの呼吸で、できるだけ静止。

④息を吸いながら、ゆっくり足を伸ばしていく。同時に手を下げていき、最後に両手を体側に垂らして休む。

〈効果〉

ジャーヌとは膝を意味する梵語《ぼんご》で、ジャーヌ・ヴィジャーヌと重ねると、ヒンドゥー・スクワットのことになる。ヒンドゥー・スクワットは、その名のとおり、北インド武術の代表的な鍛練法のひとつだ。しかし、一般人が足腰を鍛えるには、穏やかなこのヨーガ式のスクワットで十分であろう。

図⑧［ジャーヌ（膝）マルマ］

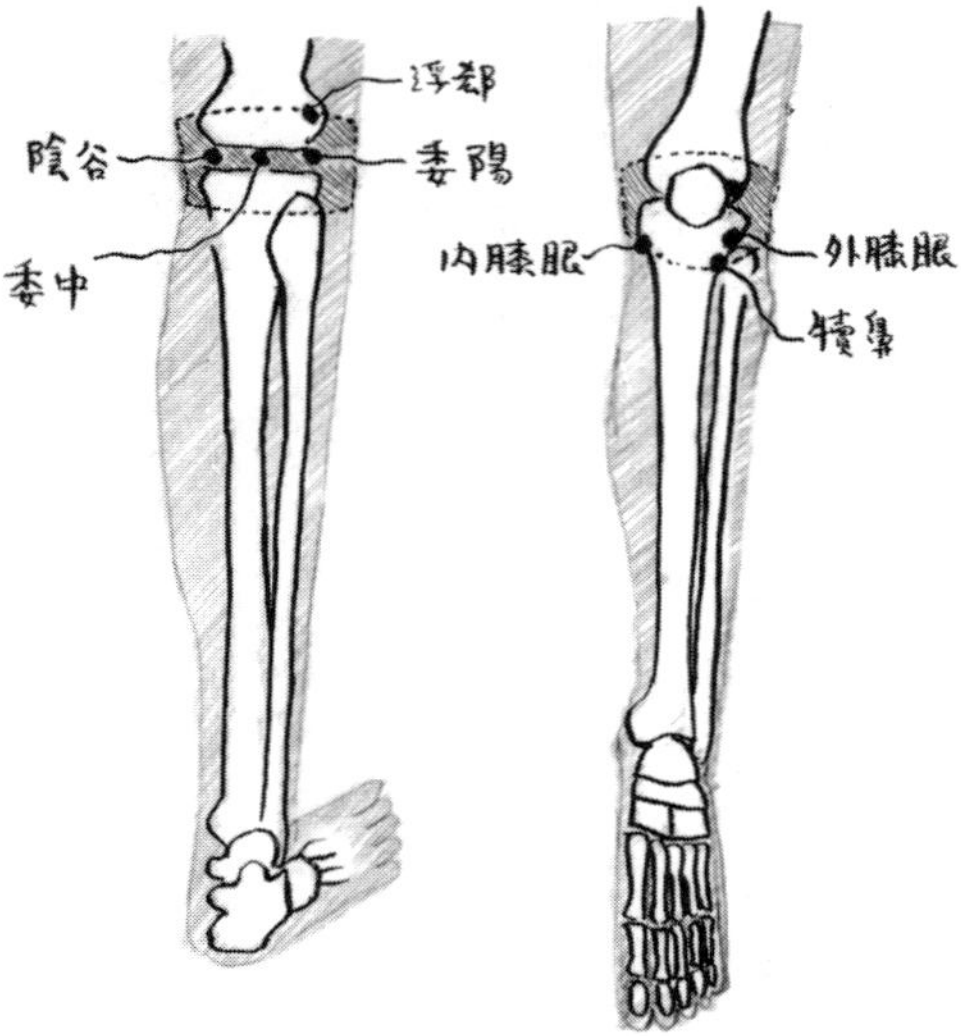

「関節のマルマ」に分類される。膝関節で、このマルマの領域には犢鼻、外膝眼、内膝眼、陰谷、委中などのツボが集まっている。これらのツボは、老年性の膝の故障や体力減退の治療に用いられる

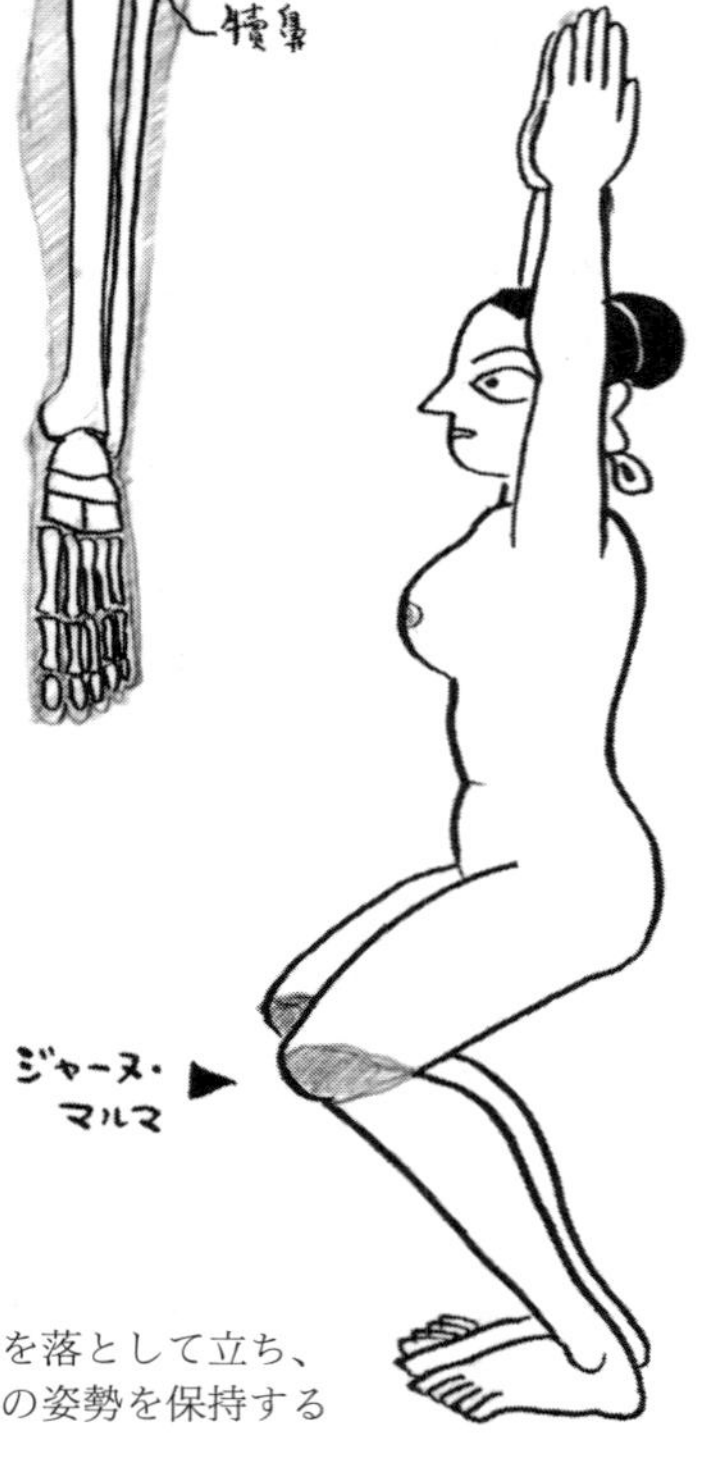

腰を落として立ち、
その姿勢を保持する

断末魔すると「足が不自由になる」としごく当然に書かれるジャーヌ・マルマには、犢鼻《とくび》、外膝眼《そとしつがん》、内膝眼《うちしつがん》、陰谷《いんこく》、委中《いちゅう》などのツボが密集する。このポーズは、さらにアーニ・マルマ（大腿四頭筋腱）を鍛え、膝や大腿、腰を強化し、下半身の血行、気行をよくする。

南インドの武術では、このポーズ③のできるだけ腰を落とした姿勢のままで、前後左右、自由自在に動くことができるように修練を重ねる。これはヒンドゥー・スクワット以上にキツいが、ナービ・ムーラ（丹田《たんでん》）にシャクティ（エネルギー）を充塡《じゅうてん》するのに著しい効果がある。腰と下肢の緊張が呼吸の不可思議な作用と混じりあって、「途方もない力（ウトカティカー）」と化すのだ。

○片足立ちをしてみよう！——タラフリダヤ（足裏）マルマ（図⑨）

〈やりかた〉

①左膝を折り曲げ、右足の付根につける。

②胸の前で合掌し、背筋をまっすぐに伸ばす。

③ゆっくり息を吸いながら、合掌した手を上へ伸ばしていき、ふつうの呼吸で30秒

静止。このとき、足の裏のタラフリダヤに意識を集中する。

④息を吐きながら、ゆっくりと足を下ろす。

⑤足をかえて、同様に行う。

〈効果〉

利き足では立てても、逆はフラフラして立てないという人も多い。できないほうを重点的に行う。

人間が片足立ちできるのは、小脳のおかげだ。小脳は、姿勢の調整や筋肉運動の協調など、運動の微調整をつかさどっている。鳥が空を飛べるのも、ここが発達しているためだ。ヨーガの体位や武術の型でも片足立ちになるものは豊富にある。なお、このポーズは古典的なヨーガ体位のひとつで、ヴリクシャ・アーサナ（立ち木のポーズ）という。タラフリダヤ・マルマから根が伸び、それがしっかと大地を摑《つか》んでいるようなイメージをもって行う。タラフリダヤから吸い上げた大地のエネルギーが足を昇って、全身に運ばれる。

断末魔すると「苦痛による死」と書かれたマルマで、中国の足心《そくしん》に一致する。ここを刺激することで、胃腸などの消化器官が活性化する。さらにこのポーズは、下

図⑨［タラフリダヤ（足裏）マルマ］

足裏をもういっぽうの足の付根に密着させて、片足立ちになる

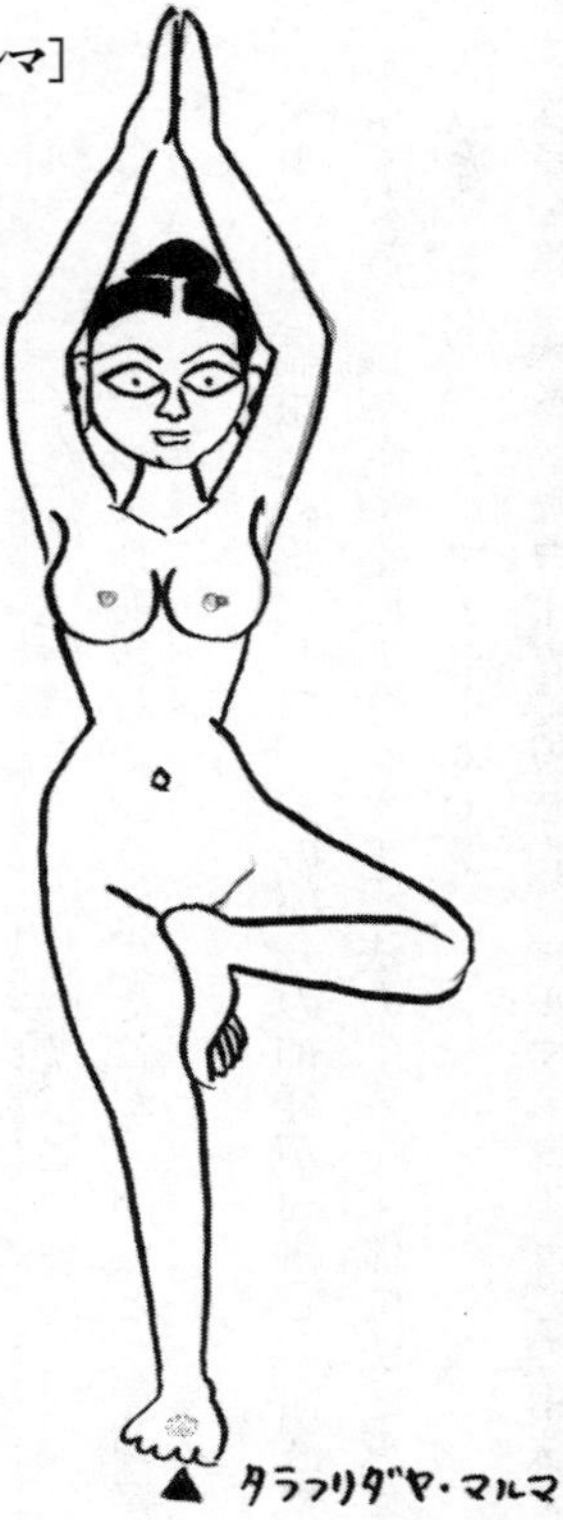

「筋肉のマルマ」に分類される。これに一致する、というより、これを訳したのが足心というツボ。対し、中国文化が最重視した足裏のツボは湧泉。といっても、どちらも働きはほとんど変わらない

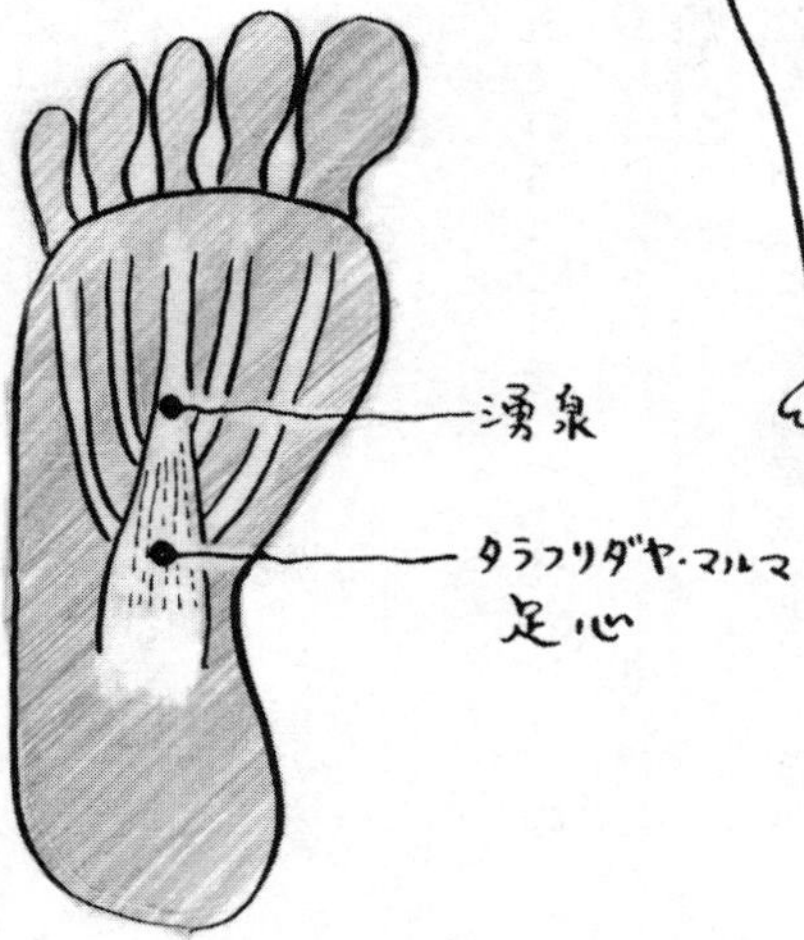

肢の血行をよくし、全身のバランス感覚を鍛え、筋肉と自律神経をととのえる。小脳の機能を高めることによって、動脈硬化の予防効果もある。

これらのポーズは、ほとんどの人が無理なくこなせることと思います。仕事のあいまのちょっと疲れたときにでもやるとよろしい。

ポイントは、マルマに意識を集中する、ということ。

それには、ポーズの前に、マルマを手で触れてみる（これをニヤーサという）のもよい方法です。密教的なヨーガでは、

「マルマとは、〈からだ〉と〈こころ〉の蝶番《ちょうつがい》なり」

としています。つまり前記したように、そこが、肉体と意識の接点である、ということ。

マルマに意識を集めることで、その部分の神経が興奮し、血液やプラーナの循環もよくなる。鍼《はり》や灸や指圧で行うツボ療法の効果を、体位法と意識の操作で獲得しようとするのが、マルマ・ヨーガです。

次章では、本格的なヨーガ体位法の、マルマ・ヨーガでの用法をみていきます。

第2章

インド秘伝のツボ「マルマ」を刺激する体位法

行法上の注意——12ヵ条

アーサナ（体位法）の数は、16〜17世紀ごろ成立した経典『ハタ・ヨーガ・プラディーピカー』では17しかありません。それが、21世紀のこんにち、数100、いや1000におよぶアーサナがあるとされています。

それらをみると、古典舞踊のカラナ（ポーズ）や武術の型から採られたもの、なかには性典に述べられるセックス体位法（この場合もアーサナという）を応用したものまである。新作バレエならぬ新作アーサナというわけで、意外と自由な世界であることがわかります。

ここでは、18の基本的なアーサナのマルマ・ヨーガ的な方法論を説明するにとどめますが、ヨーガに慣れ、熟練すれば、オリジナル・アーサナを創作するのもよろしい。ただし、どんなアーサナをするにしても、それを行うさいの共通の注意点と要点を挙げれば、次のようになります。

まずはシチュエーションとして――

1. 清潔で静かで、暑くも寒くもない場所で行うこと――多少汗ばむ程度の温度ならよい。ちなみにインドでは、森のなかや大樹がつくる日陰でヨーガを行うサードゥ(行者)をよく見かける。お釈迦《しゃか》様が菩提樹《ぼだいじゅ》の下で瞑想なされたのも、その伝統です。

森に入ると清々《すがすが》しい匂いがするが、これはフィトンチッドとよばれる物質の香り。テルペンが主体となっていて、害虫や有害な菌を殺してしまう作用がある。フィトンチッドは、喘息《ぜんそく》などの呼吸器系や循環器系の病気、自律神経にも作用する。流行性感冒などの細菌をわずか数分後には殺してしまう。皮膚の炎症を鎮《しず》める作用もある。

2. 換気のいい場所で行うこと――最近アメリカでは〝ホット・ヨーガ〟とかいって、サウナのなかでアーサナを行うことが流行《はや》っているそうだが、ぜったい真似をしてはならない。百害あって一利なし。ヨーガもその背景にあるアーユルヴェーダも知らぬ愚か者がやりだしたことです。

まず、サウナのなかは換気が悪い。アーサナをしている人や、マッサージ、ツボ療法を受けている人は、大量の邪気を出します。邪気を出すからこそ元気になれるわけですが、しかしその邪気をまともにくらって、おのれの健康を損《そこ》なってしまうマッサージ師やツボ療法師はけっこう多いのです。そしてサウナは閉め切られた空間なので、その邪気を再吸収してしまう。筆者もサウナは大好きですが、他人がやおら運動や呼吸法を始めると（こんなひと、けっこういる！）逃げ出してしまいます。誰かが閉め切った空間でオナラをしたら……それと同じです。

さらに、サウナのような不自然な暑さのなかで体を動かすと、アーユルヴェーダ理論でいうピッタ（熱原理）に異常をきたします。

サウナのなかでは、ジーッ、として、ボーッ、としていることが原則です。

3．硬い床や地面の上で行うこと——センベイ布団はよいが、軟らかいソファやマットの上で行わないこと。骨格がゆがみます。インド人は、自分専用の毛布やゴザ、絨毯《じゅうたん》を敷いて行います。最近はヨーガ用の敷物が市販されているそうですが、もちろん自分でつくってもよい。しかし素材は天然繊維にかぎる。ヨーガ行者のなかには、虎や鹿の毛皮を敷いて行うかたもいらっしゃいましたが、訊《き》くと、地面から発せられる邪悪な気を遮断する絶縁体の役を果たすのじゃ、とのことでありました。

4. 天然繊維100%のゆったりした服を着て行うこと――化学繊維は静電気を発し、それがプラーナに悪影響をおよぼします。

状況が許すなら全裸、またはそれに近いすがたで行うのが一番よい。インドのハタ・ヨーガや武術の道場では、フンドシいっちょうで行うのがふつうになっています。

5. 可能であれば油を塗って行うこと――インドでは、セルフ・アビヤンガ（じぶんの体にオイル・マッサージすること）をしてから練習するところが多い。日本の生活環境ではなかなかできることではないが、これも可能であれば採りいれればよい。

アーユルヴェーダのアビヤンガと同じ効果が期待できるからです。アーサナ行法がマッサージの役割を果たし、体組織にしみこんだ油が毒素を排除してくれる。アビヤンガではマッサージの後かならず体を温めるが、アーサナの場合は行法によって体に生み出される〝熱〟がその代用をする。つまり、油を塗って行うアーサナは、「ひとりアビヤンガ」というわけです。

オイルは、抗酸化作用が老化を遅らせる働きをするゴマ油を用います。といっても、中華料理に使う茶色い油ではなく、最近ではスーパーでも売っている生絞りの無色透明のゴマ油がよろしい。これをいったん煮沸《しゃふつ》してから冷ましたものをアビヤンガ用のオイルとします。煮沸することによって、身体《しんたい》への浸透力が高まります。しかしゴマ油は炎症を悪化させる可能性もあるため、その場合はオリーブ油などを使ってもよい。そしてオリーブ油であれば、煮沸する必要はない。

6. 空腹のときに行うこと——といっても、腹が減っては戦《いくさ》はできぬ。ひもじさが心を占めるとヨーガどころではなくなるので、とりあえずは食後2時間以内は避けてください。

また、酔っぱらって行ってはならない。

つぎにじっさいの行法上の注意、要点として——

7. 呼吸に合わせてゆっくりと動作を行うこと——呼吸の基本は、体を前に曲げるときは息を吐き、後ろに反らすときは息を吸う。ポーズを解くときも、ゆっくりと元のすがたに戻すこと。

8．〝重心〟に意識を集中すること――完成のポーズをイメージに描き、そのポーズにおける中心ラインと、中心ラインのどこかに位置する重心を探し出すこと。たとえば、蓮華《れんげ》のポーズの重心は下腹部だが、頭立ちの場合は頭の真ん中にくる。そして、その重心は、いずれかのチャクラないしはマルマに一致するはずだ。そこに意識を集中すれば、ポーズは美しく安定する。アーサナのもろもろの姿勢、収縮、抑圧は、人体の内なる機構の一点に作用させるために、とくに案出されたものなのです。そして、その作用を利用したのが、マルマ・ヨーガです。

9．同時に、呼吸への意識の集中を保持すること――重心（すなわちチャクラ／マルマ）と呼吸を一度に意識できないようなら、その部分が呼吸しているイメージを抱くこと。たとえば、下腹部に光の玉（チャクラ／マルマ）がある。息を吸っているときはそれが膨《ふく》らみ、吐くときは収縮するというように。

さらに、息を吸うときに肛門（グダ・マルマ）を引き締め、吐くときに緩《ゆる》めることができれば、なおよい。

10．持病がある場合は、アーユルヴェーダの知識のあるヨーガ教師に相談すること――ヨーガには症状によっては、行ってはならないポーズ、行うべきポーズというのがあり、それは、アーユルヴェーダの理論にもとづくものだからです。したがって、ふつうの医師に相談しても無駄です。本書でも基本的なことは書きますが、アーサナは、

「病気の人はアーユルヴェーダ医にしたがえ。とりあえず無病の人はただちに行え」

それが、インドにおける格言です。

11. アーサナの意味を知ること――ほとんどのヨーガ体位法は「○○・アーサナ」という梵名がつけられています。たとえば、本書では省略したが、マユーラ・アーサナは「孔雀《くじゃく》のポーズ」(マユーラは孔雀)。このようなアーサナ名には、真言(マントラ)に近い性質がこめられている。これは、ハタ・ヨーガの秘儀に属する考えです。

アーサナの語は、ふつう「座席、仏像や神像などの台座、座ること、坐法」の意味で使われ、またそのように訳されているが、「在ること」が原意です。アーサナは、動詞語根 as の名詞形で、この as は、遡《さかのぼ》れば梵語《ぼんご》と同起源の言語である英語の、is に相当するからです。つまり、アーサナには英語でいう being のニュアンス

もふくまれている、ということです。

インドの身体文化の歴史を考えるとき、その頂点のひとつに位置するヨーガの体位法は、モンドリアンやクレイなどの抽象絵画に喩《たと》えることができるでしょう。しかし、抽象絵画は、画家の頭の中で、最初から抽象として存在するわけではありません。風景とか静物とか人体とか、かならず具体的な象《かたち》から始まるのです。そうした具象的なものを、リズムを強調するとか、色彩に焦点を当てるとかして、抽象化してゆく。抽象化することによって、そのものの本質、エッセンスをとらえようというのです。

ヨーガ体位法もそれに似ています。

はじめは、シャーマンのダンスであった。

インドには、猛蛇のコブラ（ブジャンガ）や、そのコブラを食べる孔雀、頭までの高さが2メートル以上もある世界最大最強の野牛《ガウル》（ヴリシャ）がいる。つまり、そうした野生の動物の神秘的で偉大な力を、自分の裡《うち》に取りこむためのダンスが、まず最初にあった。このようなシャーマン・ダンスは、インド中部の山岳地帯に数多く残る太古の狩猟民が描いた岩壁画のなかにも見ることができます。

そうした魔術的なダンスが民俗舞踊や武術に取り入れられ、さらに抽象化してヨーガのシステムに取り入れられたものが、ヨーガの体位法なのです。しかし、その体位法を、なぜアーサナと称したのでしょうか?

〝ウパニシャッド〟の有名なマントラに、アハム・ブラフマ・アスミ、すなわち「我は(アハム)、至高存在(ブラフマ)である(アスミ)」というのがある。この場合のアスミも、as の動詞形です。先のマユーラ・アーサナという語も、この構文に似ています。梵語では一人称は省略されることが多いから、「我は孔雀(マユーラ)として存在」する、と解することができるのです。

この体位法では、両手のひらをそろえて床につけ、両肘《ひじ》の上に、爪先から頭までを一直線にした全身を載せる。そのすがたが、尾羽をまっすぐに伸ばして餌をついばむ孔雀を思わせる。すがたを真似ることで、孔雀になりきる。

類感魔術というやつです。

そうして、猛毒のコブラすらをも平気で喰らう孔雀の偉大な解毒力を、わが身に取り入れるのです。じっさいにこのポーズをすると、肝臓が刺激され、解毒力が著しく増強される。

「○○○・アーサナ」の○○○には、動植物の名、神々や英雄・聖者の名、道具の名が入ります。そして、インド人——ヒンドゥー教徒であれば、かならずや知っているその名にまつわる神話や伝説があります。そんな「物語の力」をもアーサナといっしょにわが身に取り入れる。集合的な無意識のなかにひそむ我以外の力を抽《ひ》き出す。それが、アーサナ行法なのです（もっとも、霊感の強すぎる人は、いわゆる「憑《つ》きもの」状態になってしまうことがあるから、独習する場合は要注意）。

本書では、アーサナの背景となる物語や思想を、ほんのさわりだけ説明することにします。

そして最後に——

12. 気楽に、続けること——真に健康になるには、食べものや生活習慣にも気をつけねばならないが、ここではそれについては、なにも言いますまい。生活習慣病のことは声高に叫ばれていますが、誰しも仕事がある。嗜好《しこう》がある。習慣はかんたんに改めることができない。生活習慣は二の次にして、あらたな習慣——ヨーガを取り入れる。サボることがあってもいい。生活習慣は二の次にして、三日坊主でもいい。が、そこで終わってはならない。

三日坊主を四日坊主にする。それだけでも進歩です。さらに、一週間坊主、一月坊主にする。とまれ、間があいたにしても、再開し、続ける！

気楽に考え、ヨーガするのが楽しみになったら、しめたもの。

継続こそが力です。マルマの医学にしたがえば、生活習慣病というのも、マルマにダメージを負わせる行為を継続させた結果。ならば、それを「救」するヨーガをつづけることによって、かならずや、効果がでます。それは、あるていど歴史のある、どんな健康法も同じですが、ヨーガ、そしてマルマ・ヨーガは数千年の歴史と実績をほこる、この分野の老舗《しにせ》です。カネ儲けを目的にひねり出された、しかし脚光を浴びても1年もしないうちに忘れられてしまう××健康法のたぐいとはわけがちがいます。

ためしてみよう——マルマ・ヨーガの実効性

インドの武術医師が行うマルマの医学の原理にのっとりながら、体位法を説明していきます。

a・まずはマルマ・ヨーガに必須の体位として、1「頭立ち」と2「屍《しかばね》」。これはかならず行ってください。「頭立ち」(頭を床につけた逆立ち)ができない場合は、頭頂部をマッサージするだけでもよい。

b・つぎに、肛門のムーラーダーラから眉間《みけん》のアージュニャーまで、それぞれのチャクラに属するマルマを刺激する基本体位法を、下のチャクラから上のチャクラへと、順に説いていきます(3〜15)。これに属する体位は、健康法として行う場合は、説明を読みながら、適宜《てきぎ》組み合わせて試してみてください。いくつかのマルマをセットにして刺激することによって、相乗効果があらわれる。これは中国のツボ治療と同じです。

c・最後に、いくつかの体位を組み合わせた、連続体位をみます(16〜18)。基本体位法が体に馴染《なじ》んできたら、やってみてください。

そして、どの体位法も、行うまえに、意識を集めるマルマをニヤーサ(触手)してみてください。

必須体位

1.「頭立ち」で寝ぼけたマルマをたたき起こそう！

アディパティ（頭頂孔）マルマ

頭立ちの体位（シールシャ・アーサナ）：ガンの予防のほか、万病に効果あり（図⑩）。

酔っぱらいのケンカを観察していると、水月《みぞおち》などの急所にパンチがガシガシ入っているのに、いっこうにひるまない、ということがある。酔っぱらいのマルマは、アルコール漬けになって、麻痺《まひ》しているのだ。ボクシングの試合などで、アドレナリン（アーユルヴェーダでは熱原理のピッタの一表現）がこんこんと分泌されているときも同じ。

また、マルマが活性化するのは、そこに大量のプラーナが通っているときだ。し

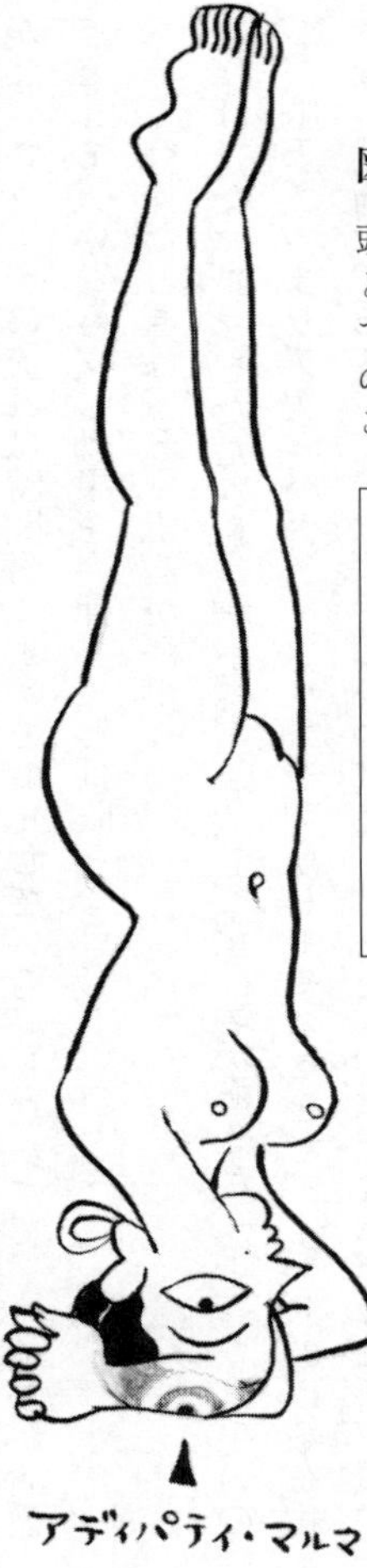

図⑩頭立ちの体位［シールシャ・アーサナ］

頭頂部、両肘をつけた三点倒立。頭に血液と〈気〉が大量に供給されることによって、脳の完全な発育が保証される。インドのヨーガ行者は超能力の獲得のため、よくこのポーズを行っている

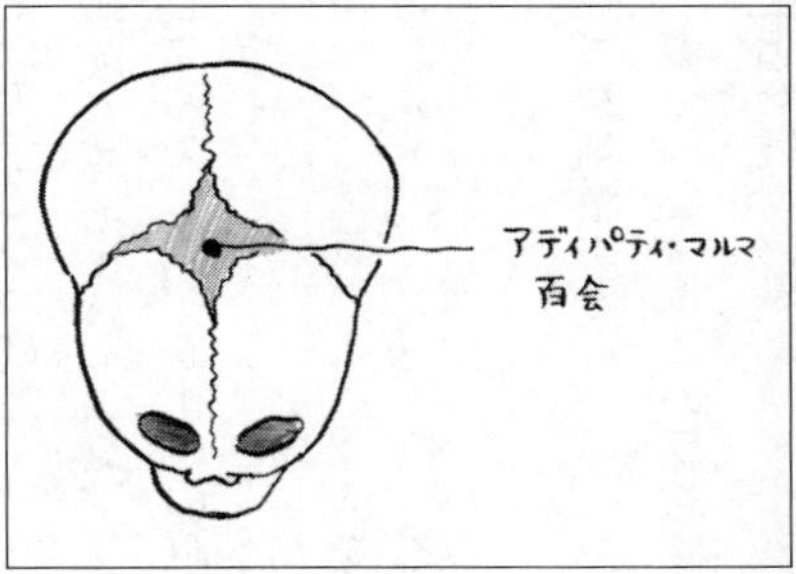

アディパティ（頭頂孔）マルマ：頭頂にある大泉門で、「関節のマルマ」に分類される。ヒトの赤ちゃんは、他の動物に比べると、ひどい頭デッカチで産まれる。それができるのも、この十分に癒着していない頭蓋の構造にある。産道を通るとき頭が変形するのだ。マルマは全哺乳動物に共通してあるが、このマルマだけはヒトに固有である

かし、プラーナの流れは時間帯によって変化している。したがって、マルマが活殺点として、いつも同じ効果を発揮するとは限らない。

そういったときは、どうするか？

寝ぼけたマルマをたたき起こすにはいくつかの方法があるが、手っとり早いのが、脳天、つまりアディパティ・マルマを刺激してやることだ。インドの「敵を殺さない武術」である拳法では平手《ひらて》でひっぱたく。ただし、アディパティは断末魔《だんまつま》すると即死する、もっとも危険な箇所のひとつだから、力を加減しなくてはならない。手のひらを凹めて、じぶんの〈気〉を相手の脳天の孔《あな》にこもらせるようなつもりで撃つのがコツだ。

そうすると、全身のマルマが、電気のスイッチを押したみたいに起き上がる。それから別の、撃っても失神ぐらいですむマルマを攻撃する。

そして、この、

——脳天（アディパティ）を刺激する

というのが、先述した、傷ついたマルマの反対側を刺激する、という法則とともにマルマの医学の大原則になっている。

アーユルヴェーダのオイル・マッサージ、アビヤンガでも、最初に頭をやさしくマッサージする。それによって全身のマルマを起こしてやるのだ。じぶんで、じぶんの体のマルマを起こすには、脳天を床につけたヨーガの頭立ちがもっともよい。また、瞑想する前にも頭立ちをすると、全チャクラが活性化して、瞑想に入りやすくなる。

〈アーサナの意味〉

頭立ちをシールシャ・アーサナという。シールシャは「頭、頭部」のこと。切断された生首も、この語でいう。むかしの日本で敵将の首級《しゆきゆう》を「しるし」といったが、これも本来はシールシャ。首級には霊がこもっている。死霊をとむらう仏教僧侶が口にした梵語に由来する。

インド神話では、不死の霊薬アムリタ（甘露）を飲んだために、ヴィシュヌ神に身を二分されても、首級だけの存在になって生きつづける魔神ラーフをシールシャとよぶ。この体位を行うことが、不死の霊薬を飲むことにひとしいことを暗示している。

〈やりかた〉

①四つんばいになり、肘を床につけ、両手を組んで三角形をつくる。
②両足を伸ばし、頭を三角形の中に入れる。
③両足を顔に近づけていき、腰を空中に持ち上げる。
④つぎに両足も床から離して膝のところで折って、頭で立って平衡《へいこう》がとれるようにする。
⑤ゆっくり両足を伸ばし全身が垂直線を描くようにする。この姿勢をさしたる努力を払わずにつづけられるだけつづける。アディパティ・マルマ（頭頂孔）に意識を集中して、呼吸は静かにゆっくり行う。
⑥この姿勢をくずすには最初腰を折り、つぎに膝を折って床にひざまずくようにする。
⑦この位置で片方の拳を他方の拳に重ねてその上に額をのせて休息の姿勢をとる。

〈注意点とコツ〉

○急に姿勢をくずさないことが肝心。というのは、そのショックがこの鍛練の効果を無に帰してしまうからだ。これは他の体位法も同じ。同じ理由で、一度休息の姿勢をとった後に、そのままの姿勢で血液の循環が元へ戻るまで数秒とどまっていなければならない。
○このポーズ終了後は、3分間以上、つぎの「屍」をつづける。
○ピッタ性の疾患《しっかん》、具体的には高血圧などを患《わずら》っている人は、この体位はひかえる。酒を飲んで行うことは、どんな体位でもタブーだが、とくに頭立ちはぜったいにやってはいけない。一時的に身体ピッタが増しているからだ。
○③でもアディパティを刺激することはできる。この体位をできない人、してはならない人は、アディパティをよくマッサージし、全身のマルマを起こしてから、他の体位を行うこと。頭天からまっすぐ体の芯に抜けるように指圧するのがコツ。これによって、精神的なものが影響して起こる症状も含め、さまざまな病気が原因で起こる頭のぼんやり感もスッキリする。
○困難だが、ぜひともマスターしていただきたい体位。最初は、壁によりかかって練習してもよい。このやりかたを邪道とするヨーガの先生もいらっしゃるが、邪道としてきりすてるには、あまりにもったいない体位だ。

〈アディパティ・マルマ〉

アディパティは「君主」の意。サハスラーラ・チャクラに属するマルマで、ヨーガではブラフマ・ランドラ（梵門）ともいう。幼児の頭頂部が軟らかいことにヒントを得たものであろう。古代インド人は、この孔を通して霊魂《れいこん》（アートマン）が出入りすると考えた。

また、このマルマは、中国のツボの百会《ひゃくえ》と一致する。百会は、体の働きに関係するもろもろの道すじが一堂に集まり会する場所、の意だが、アーユルヴェーダでも、体中のエネルギー・ラインがここで合流する、とされる。断末魔すると死をまぬがれられぬもっとも危険なマルマだが、そのぶん、適度な刺激による「癒《いや》し効果」は高い。

〈効果〉

ガンの予防のほか、頭痛、肩コリ、便秘、不眠症、皮膚疾患など万病に効く。

頭に血液とプラーナが大量に供給されることによって、脳の完全な発育が保証される。インドのヨーガ行者は、脳の活動していない部分を開発してシッディ（超能力）を獲得するために、よくこの体位を行っている。

2.「屍」で死ぬほどリラックスしよう！

スタパニー（脳下垂体）マルマ

屍の体位（シャヴァ・アーサナ）：不眠症、いらいらに効果あり（図⑪）。

〈アーサナの意味〉

この体位をシャヴァ・アーサナという。シャヴァは屍体。同時に、ブラフマン（梵）の謂《いい》である。インドのヴェーダーンタ哲学では、ブラフマンはほんらい生まれることも滅びることもない、なんの属性ももたない究極的実在である。それが屍体に喩えられるのだ。

またこの体位はムリタ・アーサナともよばれる。ムリタも屍体で、マルマやマーラと同語源である。

〈やりかた〉

①鼻から息を吸い、足先に力を入れる。次に息を吐き、その力を抜く。……わたしは足先を緩めている。足先はリラックスしている。

②同様に吸息、足首に力を入れ、吐きながら力を抜く。……わたしは足首を緩めている。足首はリラックスしている。

③同様に、ふくらはぎ→膝→腿→股関節→骨盤→腹部→胸、手→手首→肘→肩→首→顎《あご》→口→鼻→耳→目→頭、の順番で行っていく。息を吸いながら力を入れ、吐きながら力を抜くのがコツだ。

④完全にリラックスできたら、頭の真ん中（スタパニー・マルマ）に小さな洞窟がある、とイメージする。冥《くら》い、しかし温かくて気持ちのよい空間だ。……わたしはいま、そこにいる。

⑤洞窟には清らかな泉があり、そこから不死の酒アムリタ（ソーマ）がこんこんと湧き出ている。……わたしはアムリタを飲む、アムリタを浴びる。

⑥最終的には、心臓（フリダヤ・マルマ）内部の空間を意識する。

図⑪屍の体位 ［シャヴァ・アーサナ］

あお向けになって全身の力を抜ききる完全休息のポーズ。ほかのアーサナはこのポーズを行うための準備体操とさえいってよい

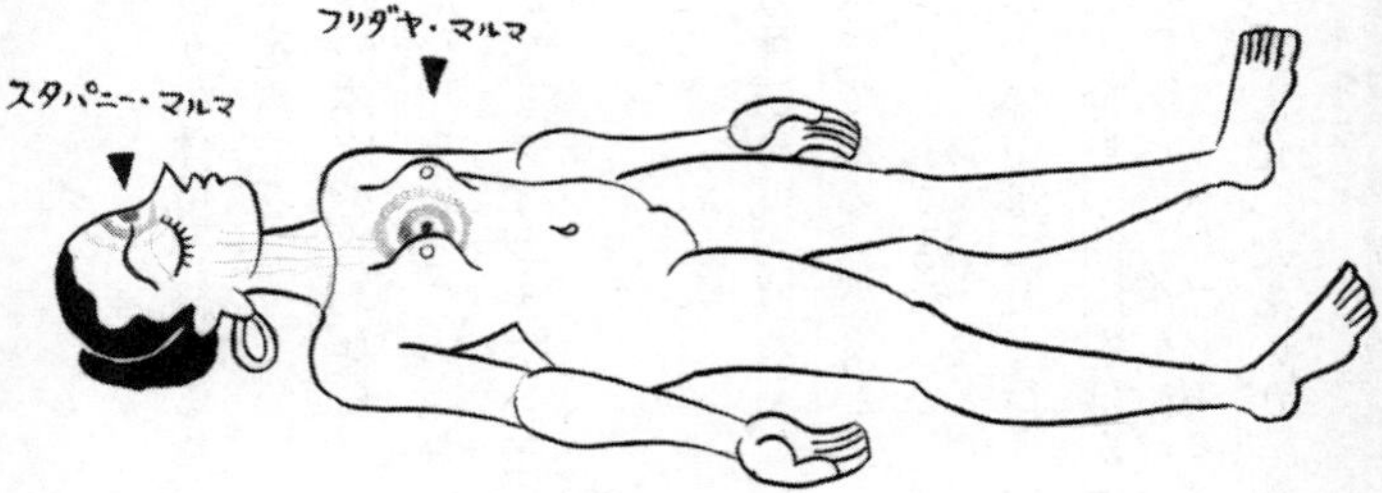

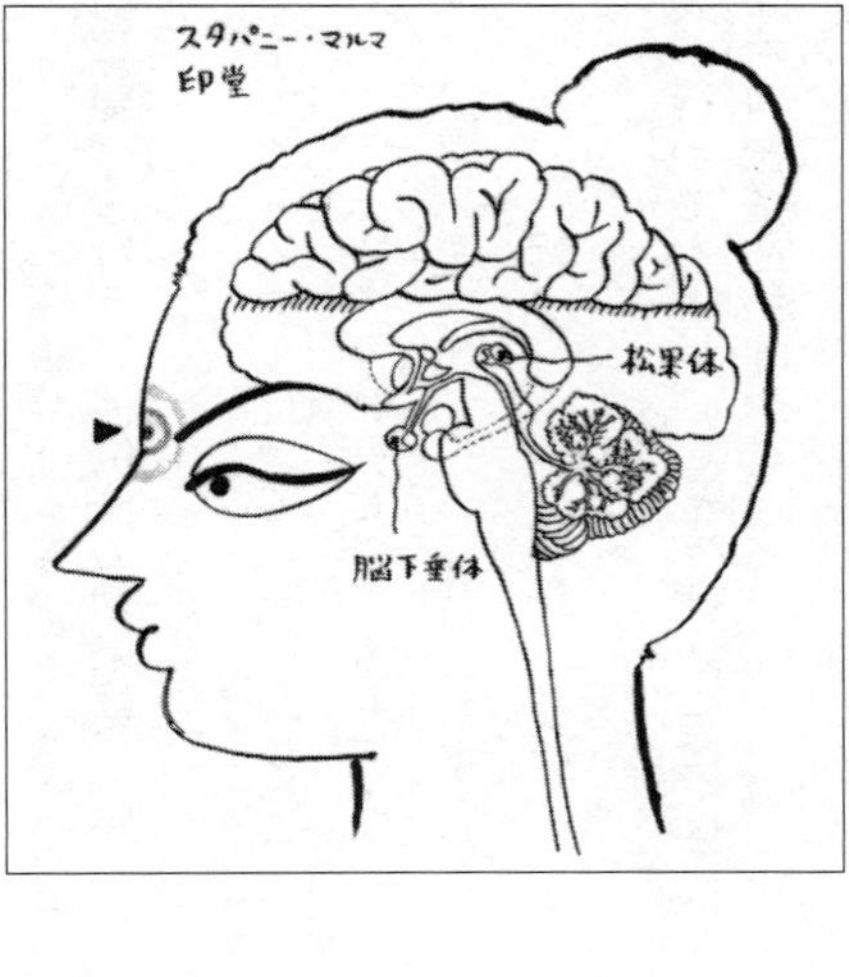

スタパニー（脳下垂体）マルマ：眉間に位置する「脈管のマルマ」。奥には脳下垂体と松果体がある。いわゆる「第３の目」とは、十分に発達をとげた松果体にほかならない、との説もあるが、「驚異の癒しホルモン」として注目のメラトニンが、松果体から分泌されていることは確かだ

※ひとつのほかの体位が終わるたびに、この「屍」を行う。体位法の効果は、「屍」になってこそ定着する。

※ひととおりの体位を終えたら、こころゆくまでこの体位を行って「死を楽しむ」がよい。ただし、そのとき電話がかかってくると、ほんとうに死にそうなショックをおぼえるので、スイッチはOFFにしておくこと。

〈注意点とコツ〉

○この体位は体質に関わりなく、いかなる人が行ってもよい。いや、病人こそ、すすんで行うべきである。雑念が消え、ストレスから解放される。

○しかし、かんたんに見えて、じつはもっとも難しいのが、この体位。究極のアーサナで、ほかの体位はこれを行うための準備体操とさえいってよい。

というのは、全身の筋肉をほんとうに屍体のように、弛緩《しかん》させることは至難のわざであるからだ。いくら力を抜いたつもりでいても、どこかはつねに緊張が残っている。それが習慣化したものが、シコリである。

◯この体位に習熟し、それらのシコリも解きほぐされると、不死の酒〝アムリタ〟に喩えられるエンドルフィン、アーナンダアミド、メラトニンといった脳内ホルモンが大量に分泌される。人間の生理はそういうふうにできている。と、こんどは、こころの弛緩が起こってくる。心身ともに完全に弛緩すると、雑念など消しとんで、ヨーガでいうサマーディ（三昧）の境地に達する。そこまでいくのが、シャヴァ・アーサナの理想である。

◯アーユルヴェーダの〝シローダーラ〟を受けたことのある人であれば、そのときのことをイメージするとよい。シローダーラは、アビヤンガ（オイル・マッサージ）の締めくくりに行われる、温かいゴマ油を額のスタパニー・マルマの領域にタラタラと落としていく方法だ。これが途方もない快感なのである。ゴマ油まみれのエクスタシーなのだ。アムリタが大量に放出されている状態なのだ。そのとき、〈こころ〉と〈からだ〉はストレスから完全に解放され、若返る。人によっては、意識が、時間と空間が一点で交わる宇宙の涯《はて》まで飛んでいく。

アーサナは、自らの意志を使って行うひとりインド・エステなのだ。いろいろな体位がオイル・マッサージに、屍の体位がシローダーラに相当する。

〈スタパニー・マルマ〉

スタパニーは「眉間」の意で、両眉の中間にあるポイント。中国の印堂《いんどう》と一致する。ヨーガでは、アージュニャー・チャクラに属し、大脳辺縁系や脳下垂体と関連する。

断末魔すると「即死、ないしは1日以内の死をまぬがれない」もっとも危険なマルマのひとつだが、そのぶん、適度な刺激による「癒し効果」の高いことは、アディパティに同じ。

〈効果〉

10分間の「屍」はひと晩の睡眠にまさる、といわれる休息をもたらす。自律神経をととのえ、不眠症、いらいらを治す。

なお、ヨーガ行者が行う幽体離脱もここに述べた「屍」がベースになっている。

基本体位

3.「ガス抜き」でお腹をすっきりさせよう!

グダ（肛門）マルマ

ガス抜きの体位（ヴァーターヤーナ・アーサナ）：便秘解消、肥満防止、「ヴァータ性疾患」（後述）に効果あり（図⑫）。

〈アーサナの意味〉

〝ヴァーターヤーナ〟とは「ヴァータがやってくる」という意味だ。ヴァータは風、気のこと。アーユルヴェーダでは、風の原理であるヴァータに、熱原理のピッタ、水原理のカパを加えて〝トリドーシャ〟（3大エネルギー）とし、診断や治療に用立てられる。

だが、この場合は腸内ガスをさす。それが、肛門の外にやってくる。ひらたくいえば「オナラをうながす体位」である。

腸が不活発になり、ガスが抜けなくなると、さまざまな疾病をひきおこす。それがアーユルヴェーダでいう「ヴァータ性疾患」の病因のひとつで、具体的には喘息、背痛、鬱《うつ》病、座骨神経痛、精力減退、静脈瘤《りゅう》、リウマチ、頭痛、生理不順などがそうであるとされる。

この体位は前2者にくらべるときわめて容易だが、その効果は大きい。インドでは、

「朝、排便のまえにこれをやっておけ」

と教えられる。

〈やりかた〉

①「屍」で横たわる。

②息を吐きつつ右足を曲げ、大腿を両手でかかえ、膝に顔をひきつける。すると腹部に大腿が強く押しつけられる。

③ふつうの呼吸をしながら、15秒ほどその姿勢を保持する。このとき、グダ（肛門）に意識を集中し、肛門運動をしながら、このマルマを緊張させる。

④右足を元に戻し、左足で同じことをする。

図⑫ガス抜きの体位 ［ヴァーターヤーナ・アーサナ］

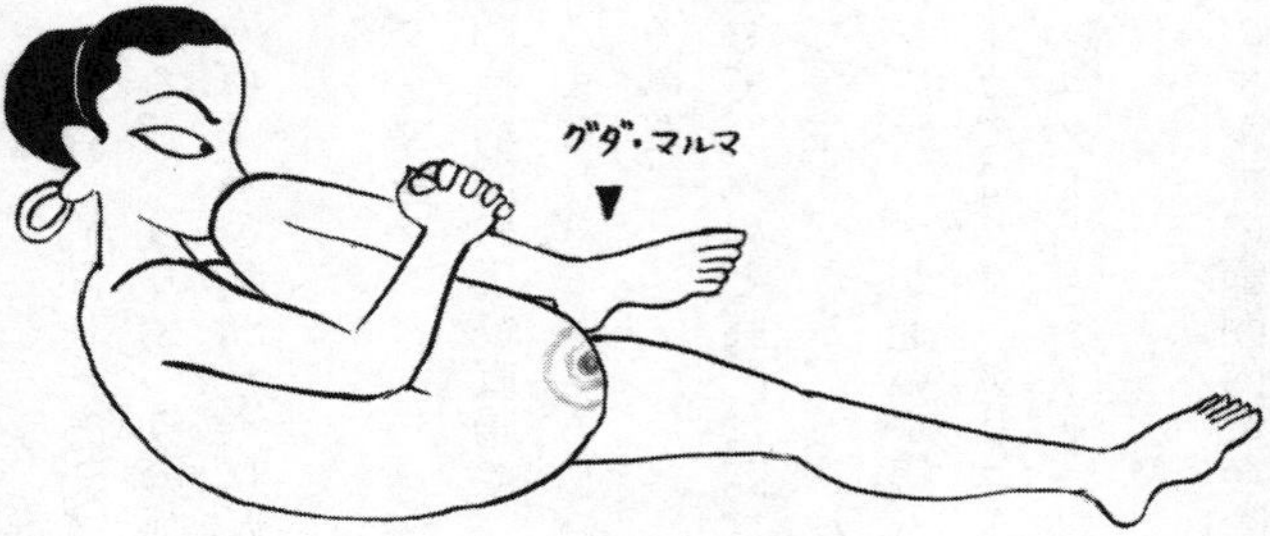

腸の働きを活発にし、腸内ガスの排出をうながすための体位。「ヴァータ性疾患」とされる肥満防止にもよい

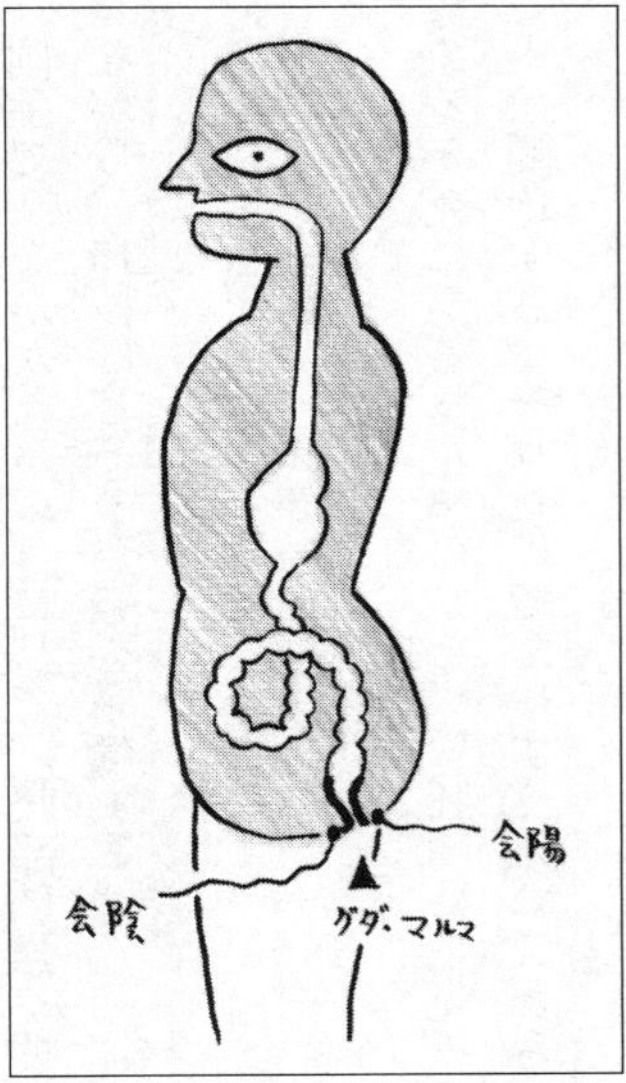

グダ（肛門）マルマ：「筋肉のマルマ」に分類される。肛門は全身のすべての器官につながっている。ここを鍛えることによって、全身をチューンナップすることができる。忙しい人は、せめて肛門を締めたり緩めたりする運動をすることだ。血行がよくなり、痔も治る

⑤こんどは、両膝をそろえて曲げ、両手で膝をかかえるようにして、腹部に強く押しつける。やはりふつうの呼吸をしながら、15秒ほどその姿勢を保持する。
⑥この動作を3度ほどくり返す。

〈グダ・マルマ〉

肛門括約筋および直腸で、断末魔すると死に至るマルマのひとつ。肛門に爪先をめり込ませれば、おそろしい激痛で人は悶絶《もんぜつ》する。それだけでたやすく死ぬことさえあるのだ。

そして、死ぬと肛門は開ききる。逆にいえば、よく締まる肛門をつくれば、人は元気で長生きできる、とされる。開閉運動でグダ・マルマを鍛えれば、この部分に血液やプラーナが通い、痔も治る。女性は名器になり、男性は硬度を増す。

ヨーガでは、クンダリニーの上昇などムーラーダーラ・チャクラ、およびスワーディシュターナ・チャクラに働きかける行法をなすときも、肛門運動は欠かせない。

このマルマの範囲内に会陰《えいん》、会陽《えよう》の2つのツボがある。会陰は、鍼《はり》で突《つ》いて失神者を救う大切な部位である。

〈効果〉

腹部の神経叢《そう》によい刺激を与え、内臓の働きを促進するため、前記のヴァータ性疾患が改善する。また便秘の解消や肥満防止にも効果がある。

4.「コブラ」で神経ネットをスイッチ・オンしよう!

トリカ（尾骨）マルマ

コブラの体位（ブジャンガ・アーサナ）：腎臓結石の予防。便秘、座骨神経痛、ヘルニア、腰痛にも効く（図⑬）。

〈アーサナの意味〉

ブジャンガ・アーサナは「コブラの体位」と訳されるのがふつうだが、ここでいうブジャンガは、そんじょそこらの（といっても日本ではほとんど見ないが）コブラではない。ナーガ（竜）として神格化されるキングコブラであり、そのキングコブラに喩えられる偉大な人体エネルギー、すなわちクンダリニーをさしている。
しかしこのエネルギーは、通常の人間にあっては、ムーラーダーラ・チャクラのなかで眠りこけている。それを覚醒させてやることを目的に考案された体位が、ブジャンガ・アーサナなのだ。

〈やりかた〉

①うつ伏せに寝て、両手を胸の横に置き、呼吸をととのえる。
②息を吐いてから、こんどはゆっくりと吸いながら、頭を上にもたげる。頭蓋《ずがい》と頸椎《けいつい》の接点、つまりクリカーティカー・マルマあたりを緊張させるのだ。
③息を吸いつづけながら、背筋の力で上体をすこしずつ持ち上げてゆく。このとき、手は床につけているだけ。上体をもたげるのに、腕の力を用いないこと。〝アハム・ブジャンガ・アスミ〟（我はコブラなり）とでも唱え、手はないものと思っていただきたい。
④上体を反らしていく動作の間、意《こころ》を背骨にそそぐ。クリカーティカー・マルマからはじめて、頸椎の1番、2番……胸椎の1番、2番……腰椎の1番、2番……と

図⑬コブラの体位 ［ブジャンガ・アーサナ］

うつ伏せの姿勢から両手を腰の横につけ、臍から上を〝コブラが鎌首をもたげる〟ように起こしていく。ヨーガで生命エネルギーの源泉とされている尾骶骨、仙骨が刺激を受け、全神経系が賦活される

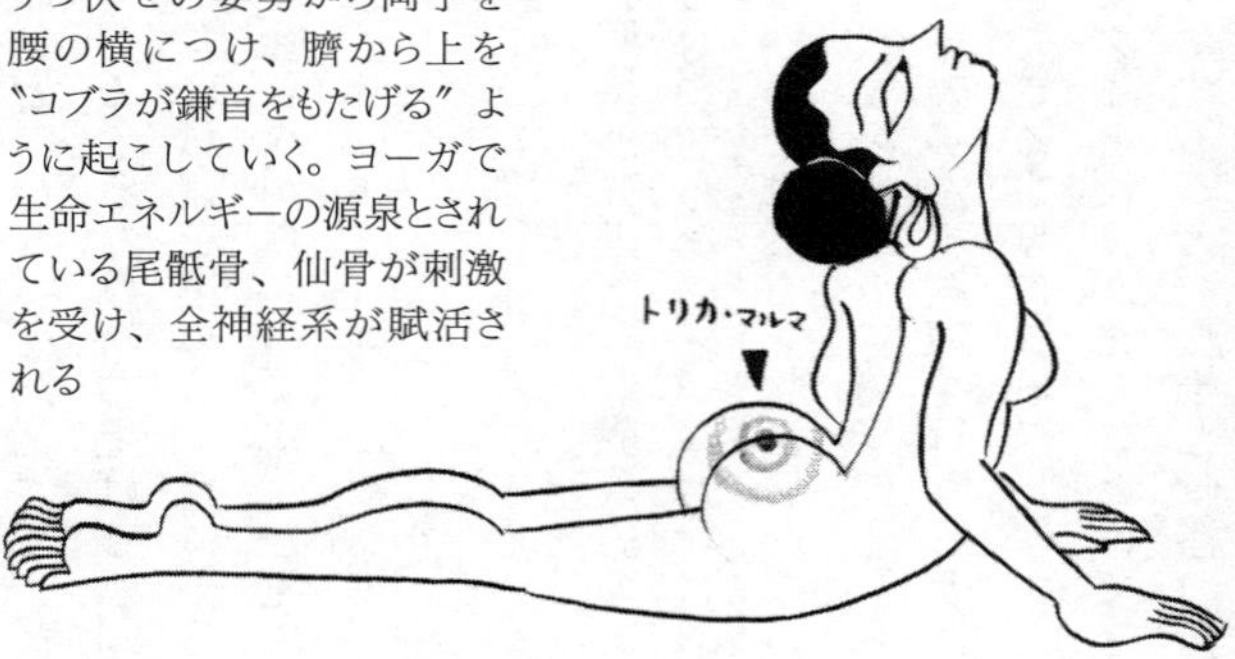

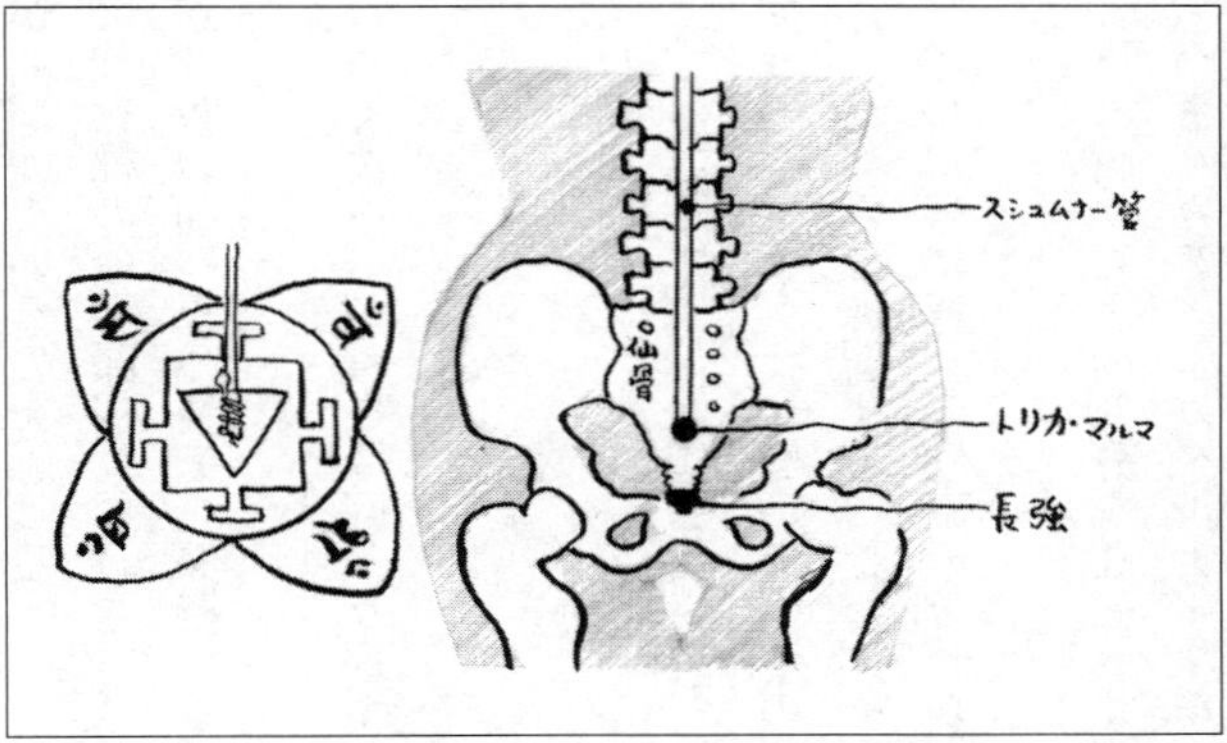

トリカ（尾骨）マルマ：「骨のマルマ」に分類される。仙骨に潜む偉大な力を図式化したのが、上左のムーラーダーラ・チャクラ図。仙骨＝逆三角形のなかに柱（リンガム）が立ち、それに蛇（クンダリニー）が螺旋状に巻きついている

脊椎《せきつい》のひとつひとつをたどって、背骨が曲がっていくのを感じる。

⑤上体をできるだけ持ち上げると同時に、脊椎の最下部、すなわち尾骶骨《びていこつ》のトリカ・マルマに意識を集めるようにする。数呼吸の間、その姿勢を保持する。

⑥息を吐きながら、ゆっくりと元に戻す。

⑦うつ伏せのまま「屍」になって、しばらく休み、これを3回くり返す。

〈注意点とコツ〉

○甲状腺機能亢進《こうしん》症、心臓疾患のある人は避ける。

○腕の力を使わないと、ぜんぜん上体が上がらない、という人もいるかもしれない。しかしそれでも、腕は使わない。使うと「トカゲ」になって、この体位法の意味がなくなる。上がらなくてもいいから、つづけて練習することだ。それでも効果はある。欠かさず鍛練を行うことにより、しだいに背骨の硬直やそれからくる障害が克服できるようになる。

○逆にグイと反りかえることのできる人は、臍《へそ》から下の部分をなるべく床から離さぬようにすること。腰椎と骨盤の接点、つまりカティーカタルナ・マルマあたりがぐいと折れ曲がるのがよい。そうして、仙骨の部位にひきつるような感覚を呼び起こすことがコツだ。

○このひきつり感が惰眠をむさぼるクンダリニーを覚醒させるコールとなる。

〈トリカ・マルマ〉

『スシュルタ本集』にはないマルマのひとつ。

〝トリカ〟は「三角形」のことで、逆三角形をした仙骨をさす梵語。ヨーガでは、ムーラーダーラ・チャクラに属するマルマで、このチャクラをしめした図では、逆三角形のなかにリンガム（リンガムとはシヴァ神の象徴である男根のこと）とそれに巻きついたコブラが描かれるが、この逆三角形が仙骨、コブラがクンダリニーをあらわしている。

しかし、これをマルマとするとき、仙骨よりも、その先端の尾骶骨のほうがふさわしいようにも思われる。恐ろしいコブラも、尻尾の先端をわずか1センチ切断しただけで、力を失ってしまう。そんな連想も手伝っているが、「尻尾の痕跡」は人間にとっても急所のひとつだ。

また尾骶骨であれば、中国の長強《ちょうきょう》と一致する。長強は痔や淋病に効くツボとされ、多くの場合、百会（アディパティ・マルマ）と併用する。

〈効果〉

背や腹の深い部分の筋肉、靭帯《じんたい》まで鍛えることができる。

そして、脊椎からまるで根のように伸びて、体内にくまなく分岐してゆく神経のことを考えると、この体位の全神経系におよぼす効果がよく理解できるというものだ。腸の働きを活発にするため、便秘に効く。座骨神経痛、ヘルニア、腰痛にも効果がある。

パールシュワサンディ・マルマ（腎臓）も、大きな刺激を受ける。腎臓結石の予防にもなる。ブジャンガしているさなか、血液は腎臓からしめ出されている。が、終わるやいなや多量の血液が腎臓に流れこむ。その奔流《ほんりゅう》が異物を流し去ってしまうのだ。

5．「合蹠《がっせき》前屈」で絶倫になろう！

ヴィタパ（長内転筋の付根）マルマ

合蹠前屈の体位（バッダ・コーナ・アーサナ）：セックスを強くして、下半身を強化する。卵巣機能を高め、生理不順にも効果あり（図⑭）。

〈アーサナの意味〉

バッダ・コーナとは「締めつけられた角」という意味で、この体位における膝の様子をさしているのだろうか。体位名に神話的背景はなさそうだが、その効果には神秘的なものがある。

〈やりかた〉

①両足の裏を合わせて座る。

②両手で、両足の親指を摑《つか》んで、かかとを会陰部にひきつける。このとき膝が浮かないようにしながら、呼吸をととのえる。

③息を吐きながら、上体を倒していく。胸が床につけばよいが、とにかく倒せるところまで倒す。このとき、股間のスジが伸びて、ピキッ、という音がするかもしれないが、心配しない。
④息を出し切ったら、こんどは上体をすこしだけ持ち上げて、肛門を締めながら、息をいれる。数呼吸、くり返す。この間、ピキッ、と音がしたところ、つまり内転筋群の付根にあるヴィタパ・マルマに意識を集中する。
⑤息を吸いながら、ゆっくりと元に戻す。
⑥これを3回くり返す。

〈ヴィタパ・マルマ〉

〝ヴィタパ〟には「藪《やぶ》、若葉、若枝」とかいった意味があるが、この場合は「藪から伸びる根っこ」の謂。藪とはアンダーヘアのこと。股を開くと、性器の両脇に固いスジが浮き上がって、それが大腿の内側に走っている。このスジが「藪から伸びる根っこ」に喩えられているのだ。そして、その付根が〝ヴィタパ・マルマ〟である。『スシュルタ本集』には、断末魔すると、

図⑭合蹠前屈の体位［バッダ・コーナ・アーサナ］

足の裏を合わせて座り、上体を前に倒す。スワーディシュターナ・チャクラ、すなわち泌尿器系、生殖器系の領域をリフレッシュする

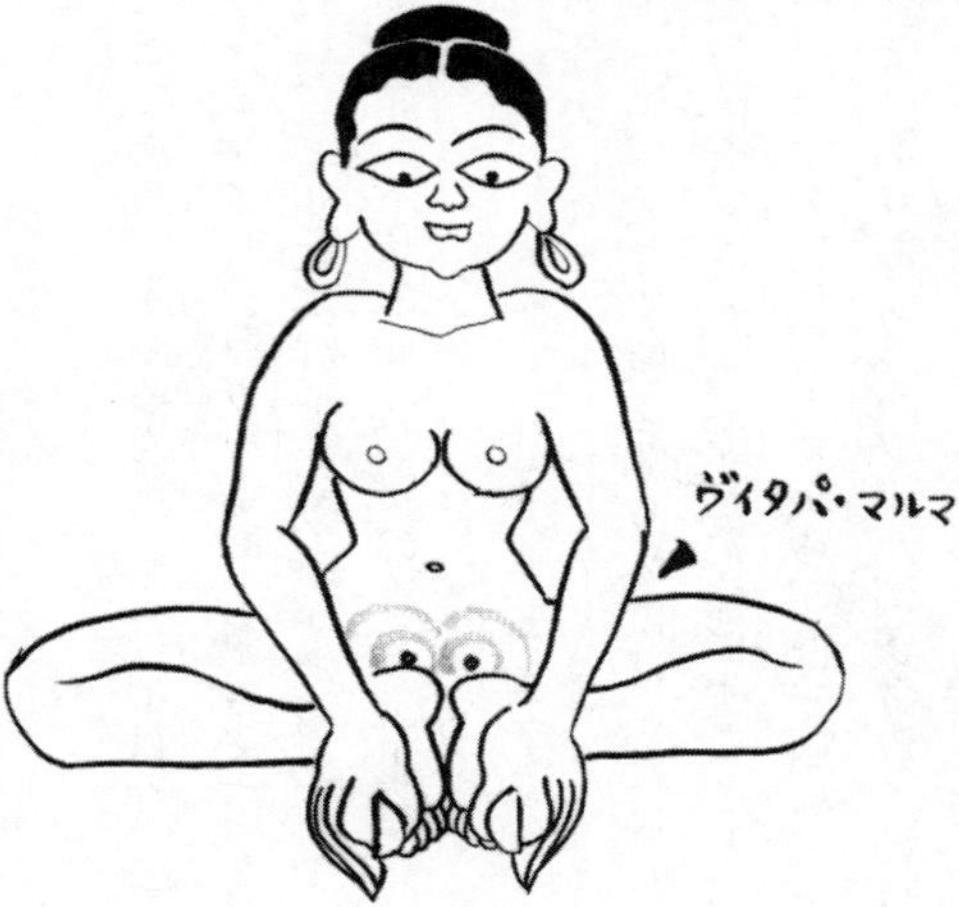

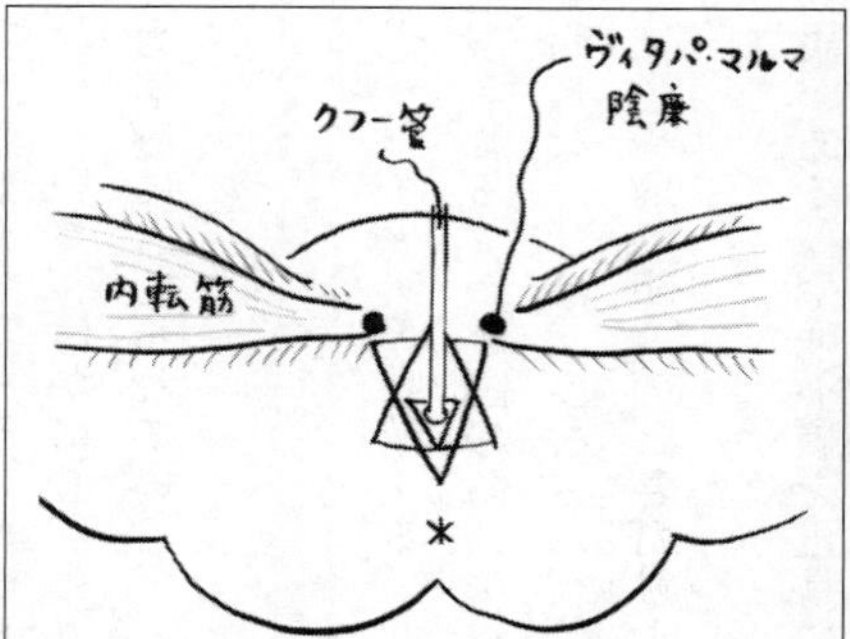

ヴィタパ（長内転筋の付根）マルマ：「靭帯のマルマ」に分類される。体幹と下肢を結ぶエネルギー・ラインのターミナルで、ここが改善されると全身に好結果があらわれる

「性的能力を喪失する」

とある。これはつまり、適切な刺激を与えると、

「絶倫になる」

ということである。もちろん男性だけではなく、女性の機能もアップする。スワーディシュターナ・チャクラに属するマルマで、中国の陰廉《いんれん》と一致。ツボ療法では婦人病、とくに不妊症に効果があることで知られている。ほかにも、睾丸炎、閉鎖神経痛、下肢の痛み、腰の冷え、下腹の張りの治療にも使われている。

〈効果〉

これに限らず、大きく股を開く体位は、だいたいがこのマルマを刺激する。武術、格闘技の稽古《けいこ》では、股関節を柔軟にすることが重視される。わが国のおスモウさんもさかんにマタワリしますから、糖尿病などを発病しなければ、みなさん、絶倫のはず。そのありあまるパワーが消費されるのは、稽古や取り組みのときだけなのでしょうか？

とまれこの体位は、生殖器系、泌尿器系の病気に効果がある。生理不順を正常に

して、卵巣機能を高めるので、女性にもおおいに勧められる。
またこの体位は、ヴィタパばかりでなく、ジャーヌ・マルマ（膝関節）やアーニ・マルマ（大腿四頭筋腱《けん》）にも強く作用するため、膝や大腿、腰を強化し、下半身の血行、気行をよくすることにも効果がある。

6．「イナゴ」で雲古をもりもり出そう！

カクンダラ（仙腸関節）マルマ

イナゴの体位（シャラバ・アーサナ）：座骨神経痛、ヘルニア、腰痛、ガンコな便秘にも効果あり（図⑮）。

〈アーサナの意味〉

3000年前の呪術書『アタルワ・ヴェーダ』に、
「おおシャラバよ。バラモンが完全に調理せられざる供物を食わざるがごとく、おまえもこのヤヴァ（穀物全般、のちに大麦）を食わず、害をなすことなく去り行け！」

という祈禱文《きとうぶん》がある。この書が編纂《へんさん》された西北インドや現在のパキスタンは、いまもシャラバなる小動物の大発生地帯である。ために秋の収穫物が全滅した、というニュースも10年に1度は聞く。

こういえば、シャラバなるものの正体もおわかりであろう。イナゴである。

シャラバ・アーサナを、しばしば「コオロギのポーズ」、「バッタのポーズ」としているヨーガ書をみるが、コオロギやバッタでは、この体位の凄みが伝わらぬ。「イナゴのポーズ」とすべきであろう。

イナゴの発生は恐ろしい天災であるがゆえに、逆に神聖視された。やつら（の成虫）は、風に乗って移動する。それが、まるで雲のように見える——。

アーサナの動作はゆっくりと行うことが大原則であるが、この体位だけは腹ばいの姿勢から瞬時に足を撥《は》ねあげる。その動作がいかにも、イナゴ、である。足を撥ねあげて、風（梵語ではヴァーータまたはプラーナ）に乗る。ヨーガ行者たちは、この体位を演じてイナゴになってみせることで、天空を翔《かけ》る能力が獲得できると考えていたようである。

図⑮イナゴの体位 [シャラバ・アーサナ]

うつ伏せに寝て、両足を撥ねあげる。腰部、腰椎の神経を強くし、泌尿器系を浄化する。また、ヒップアップにも最適

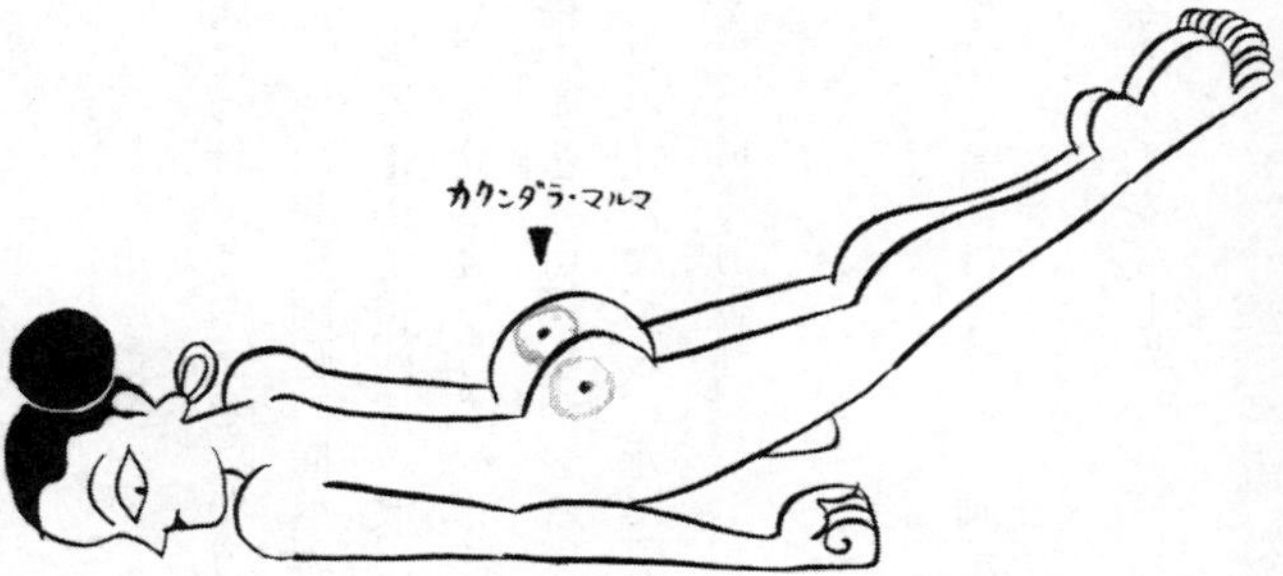

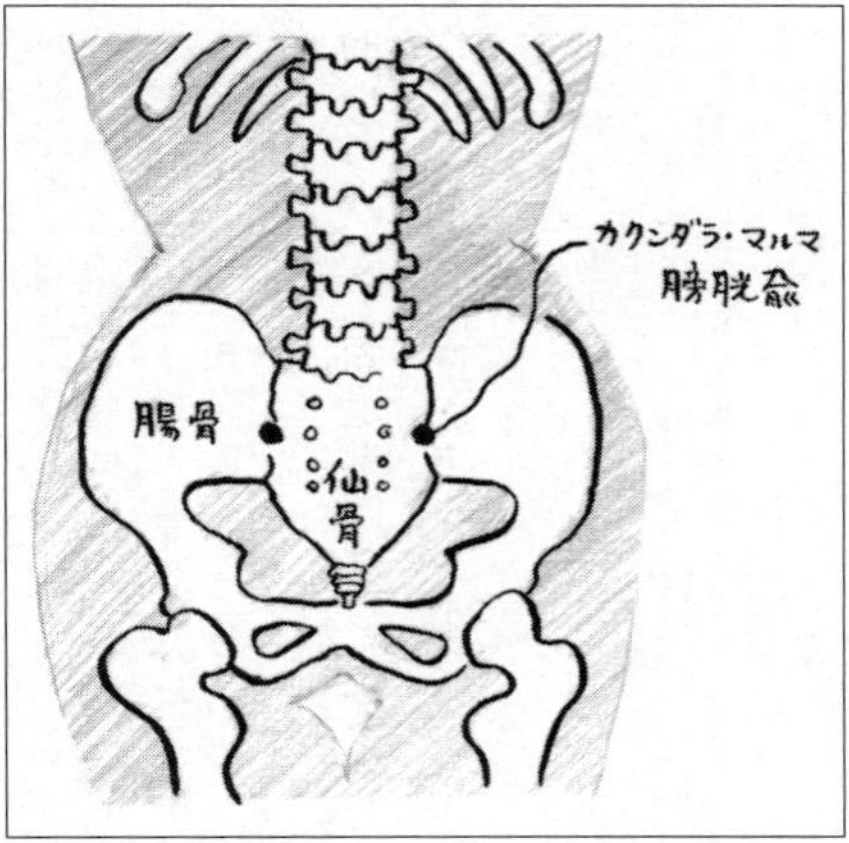

カクンダラ（仙腸関節）マルマ：仙腸関節に位置し「関節のマルマ」に分類される。仙腸関節は仙骨と腸骨をつなぐ関節で、仙骨神経叢という神経の塊がある。下肢に伸びる座骨神経、総腓骨神経といった太い神経管の起点でもある

〈やりかた〉

①鼻と額を床につけてうつ伏せになる。
②手は握って、その拳を両腿の横へ置き、呼吸をととのえる。
③吸気の後、息を止め（腹にため）、床に拳を押しつけて、両足を伸ばしたままできるだけ高く、パンと撥ねあげる。息を止めたまま、仙腸関節のカクンダラ・マルマに意識を集中する。可能なかぎり、その姿勢を保持する。
④ゆっくりと息を吐きながら、元に戻す。
⑤少し休んで、3回くり返す。

〈略式〉

この体位は初心者にはきつい。両足ではなく、片足ずつ撥ねあげてもいい。これを〝アルダ・シャラバ・アーサナ〟（半イナゴ体位）という。効果は薄れるが、半イナゴはあまり努力を要しない。

〈カクンダラ・マルマ〉

仙腸関節にあるマルマ。仙骨には4対のくぼみ（後仙骨孔《こうせんこっこう》）があるが、そのうち上から2番目のくぼみ、第2後仙骨孔部から、1指幅ほど外側へ離れたところがカクンダラである。じぶんや親しい人のお尻を触って、探してみてください。『スシュルタ本集』には、断末魔すると、

「感覚の喪失と下肢の麻痺」

とある。下肢の麻痺とは、座骨神経痛などがそうであろう。

スワーディシュターナ・チャクラに属するマルマで、中国の膀胱兪《ぼうこうゆ》と一致する。カゼで咳や寝汗が出る、腰や背中が痛い、女性の下腹部のシコリ、こむら返り、むくみ、腎臓病、糖尿病、膀胱炎、尿道炎、前立腺肥大症などの症状に用いられる。

〈効果〉

ブジャンガ・アーサナの効力とほぼ等しいが、腸の活動に効くということでは、この体位は全アーサナ中、もっとも効果的なものである。内臓に強い刺激を与えることによって、ガンコな便秘にも効果がある。

7.「前屈」で美尻《びじり》になろう！

インドラヴァスティ（ふくらはぎ）マルマ

前屈の体位（パシュチモーッターナ・アーサナ）：座骨神経痛、腰痛、痔、糖尿病に効果あり（図⑯）。

〈アーサナの意味〉

パシュチモーッターナとは、パシュチマ（背部）とウッターナ（伸張）の合成語。直訳して「背中を伸ばす」体位とよばれることもある。

神話的背景のある語ではないが、ハタ・ヨーガでは、背中を伸ばすことによって、背骨のなかを通るスシュムナー管（中国の督脈《とくみゃく》に一致するエネルギー・ルート）をブジャンガ＝クンダリニーが上昇するイメージを求められる。

〈やりかた〉

①背中をまっすぐに伸ばし、足を前に投げ出して座る。

図⑯前屈の体位［パシュチモーッターナ・アーサナ］

足を前に投げ出し、足の親指を摑んで上体を前屈させる。背骨とともにアキレス腱を伸ばしてやることがポイント。老化防止に効果がある。また、骨盤が締められることによって肥満を防止する

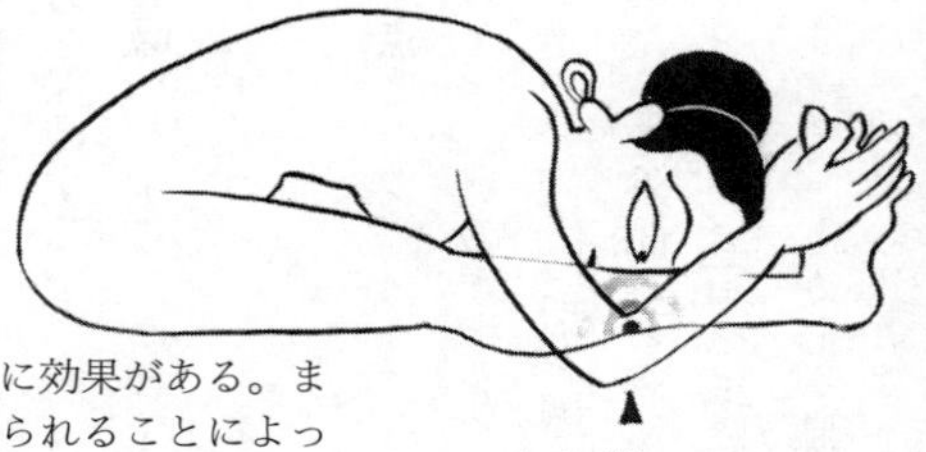

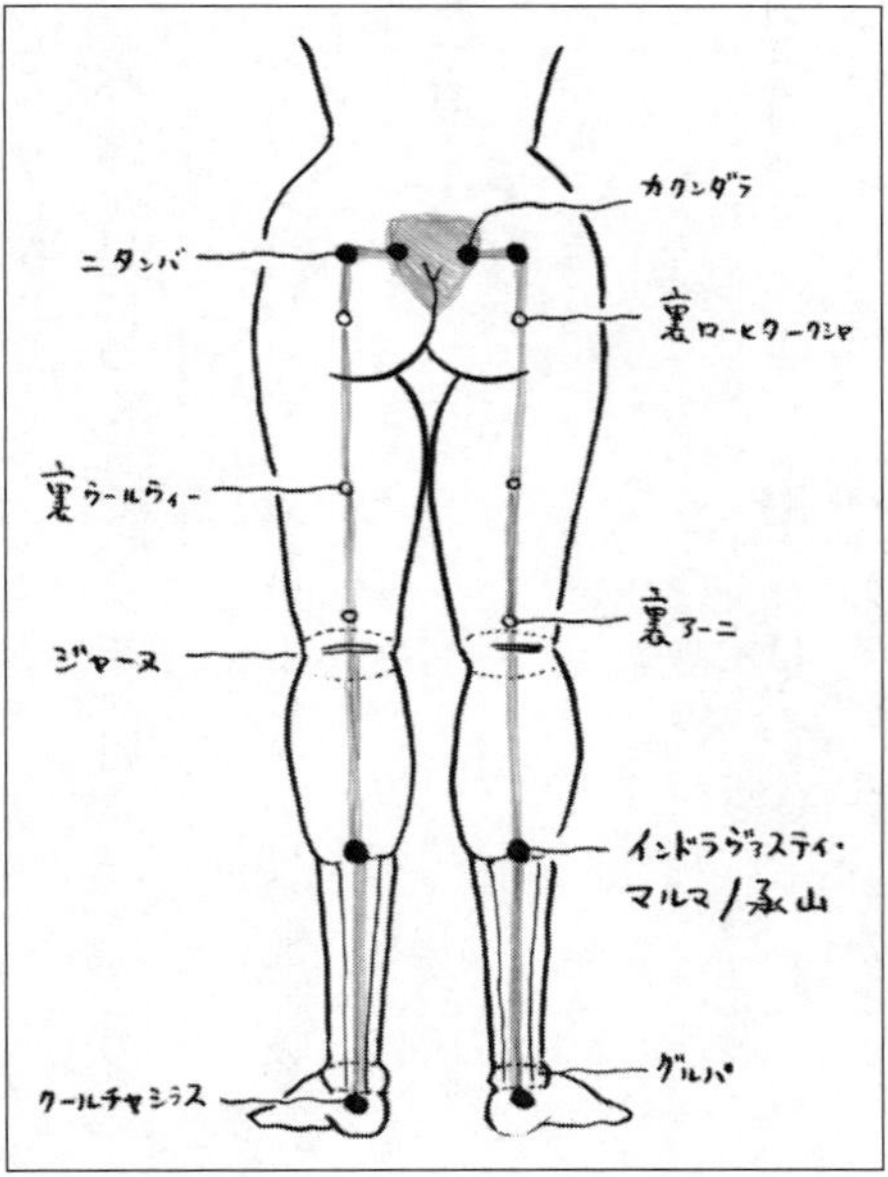

インドラヴァスティ（ふくらはぎ）マルマ：「筋肉のマルマ」に分類される。ふくらはぎに位置し、かかとのクールチャシラス・マルマとアキレス腱の綱引きをしている。仙骨から下肢に伸びるエネルギー・ラインのもっとも重要なターミナル

②両手で両足の親指を摑み、息をととのえる。

③ゆっくり息を吐きながら、腹、胸、額が足につくまで上体を前屈させる。このとき膝を曲げてはならない。

④ふくらはぎにあるインドラヴァスティ・マルマに意識を集中しながら、数呼吸この姿勢を保持する。

⑤息を吸いながら、ゆっくりと元に戻す。

⑥3回くり返す。

〈注意点とコツ〉

○③のとき、足の親指をぐいと引き寄せて、アキレス腱を伸ばす。

○体が硬く、「足の指を摑むなんてできやしない」という人もいよう。そのときは足首あたりを外側から摑んでもよい。が、膝を曲げてはならない。

○「膝を曲げずに頭を足につけるなんて、とてもじゃないが……」という人がほとんどであろう。しかし、膝を曲げてはならない。膝を曲げずに、とにかくできるところまで、上体を倒す。

○それでも、効果はある。なぜなら、この体位は背中を伸ばすこと以上に、下半身の後ろ側、臀部—大腿部の後ろ側—膝裏—ふくらはぎ—アキレス腱を伸ばすことが目的だからだ。このラインにはお尻のカクンダラとニタンバ、大腿の裏ウールウィーと裏アーニ、膝のジャーヌ、ふくらはぎのインドラヴァスティ、アキレス腱の付根のクールチャシラスと重要なマルマ、裏マルマが並んでいる（「裏」の意味は次章で説明する）。それらを全部まとめて、エネルギー・ラインごと刺激するのが、この体位の特徴なのだ。

○この体位（不完全でいい）をすると、下半身の後ろがわがツッパり、痛みを感じるであろう。その痛みを意識する。それがコツだ。インドラヴァスティあたりに意識を集中すると、〈こころ〉も安定する。それが秘訣だ。

〈インドラヴァスティ・マルマ〉

アーユルヴェーダの知識のあるかたは「ヴァスティって、膀胱か浣腸でしょ」とお思いだろうが、この場合のヴァスティは下っ腹のこと。古代インドの美術テキストを見ると、インドラ（帝釈天《たいしゃくてん》）みたいに恰幅《かっぷく》のいい神や人物を表現するときは、

その下っ腹が、

——牛の鼻面のように割れているように描かなければならない

とある。腓腹《ひふく》筋は、日本語でも「ふくらはぎの腹」と書く。恰幅のいい人物の腹みたいに左右に割れているから、〝インドラヴァスティ〟なのだ。

しかし、〇〇ヴァスティの呼び名は、そのマルマが膀胱のチャクラであるスワーディシュターナと関連があることを暗示するものでもある。

インドラヴァスティ・マルマは、腓腹筋やヒラメ筋の交点になり、クールチャシラスとともに踵骨筋《しょうこつ》（アキレス腱）を上下でひっぱっている。尻からアキレス腱に伸びるエネルギー・ラインの中心点。断末魔すると「失血により死に至る」とされるマルマで、中国の承山《しょうざん》と一致する。

キックボクシングなどの試合でここを頻繁《ひんぱん》に蹴られると、足がつり（こむら返りを起こす）、衰弱する。

こむら返りをはじめ、足に出るいろいろな症状によく効く。足が腫れる、痛む、しびれる、ひきつる、麻痺して立てないときなどは、このツボ＝マルマを処置するとよい。また、膝の痛みにも使用される。ほかにも、座骨神経痛、腰痛、半身不随、痔、糖尿病、便秘、太りすぎて足が重くだるいような場合に、このマルマを使う。

〈効果〉

このようなマルマの効果や、ヨーガ行者が重視するクンダリニーの覚醒うんぬんなどの効果にくわえて、「前屈」ならではの卓効は、肥満防止、とくにお尻をスマートにすることだ。

女性は妊娠すると、骨盤が開く。カクンダラ・マルマの位置する仙腸関節がゆるむのである。だからこそ、おなかで赤ちゃんをはぐくむことができるのだが、出産したのちも、ここがゆるんだままでいると、〈からだ〉の「胎児を養うべし」という指令が解除されない。と、そのぶんの栄養がお尻や下半身に蓄積されていき、見苦しいことにあいなる。

この体位はインド女性にとっては、カクンダラ・マルマを締めるためのポーズでもあるのだ。カクンダラのすこし外側に、やはりこの体位で刺激されるニタンバというマルマがある。中国の胞肓《ほうこう》と一致するポイントだが、この梵語のほんらいの意

味は、
——美尻の女
である。

8.「ねじり」で体のむくみを絞りだそう！

パールシュワサンディ（腎臓）マルマ

ねじりの体位（マツェーンドラ・アーサナ）：ウエストの脂肪を取り除き、消化不良、便秘、肝臓肥大、二日酔いに効果あり（図⑰）。

〈アーサナの意味〉

マツェーンドラとは、「魚の（マツィヤ）王（インドラ）」の意。「魚の王さま」とよばれるヨーガ行者がいた。彼の発明したアーサナがマツェーンドラ・アーサナである。ふつうは「ねじりのポーズ」などとよばれている。

では、マツェーンドラ師とは何者か？

伝説によると、彼は漁師であった。あるとき、巨魚に呑みこまれた。しかし、彼

図⑰ねじりの体位

[マツェーンドラ・アーサナ]

上体を〝雑巾を絞る〟ようにねじる。曲がった背骨を矯正し、骨の間にたまった老廃物を除去する。全器官の若返りにもっとも効果のあるポーズのひとつ

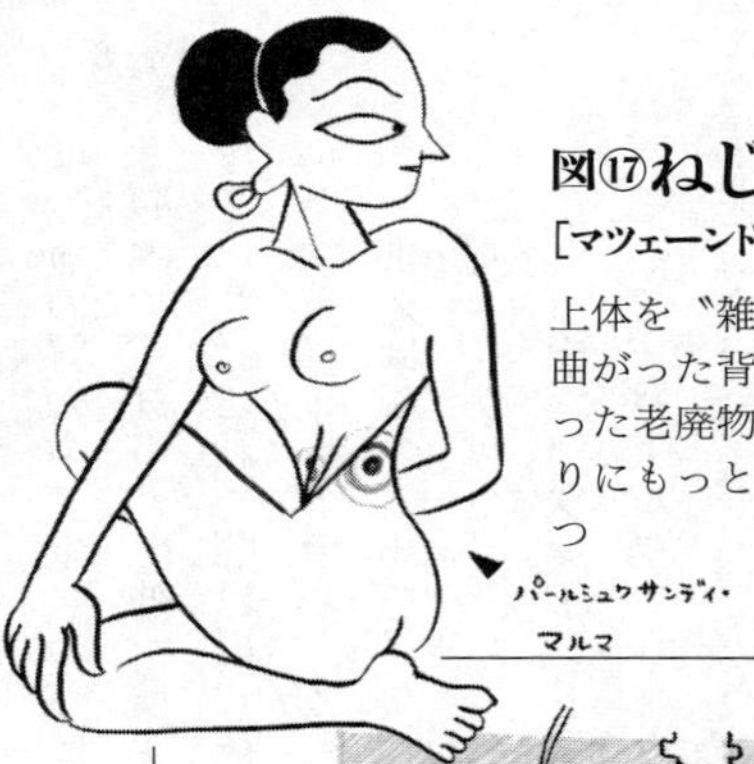

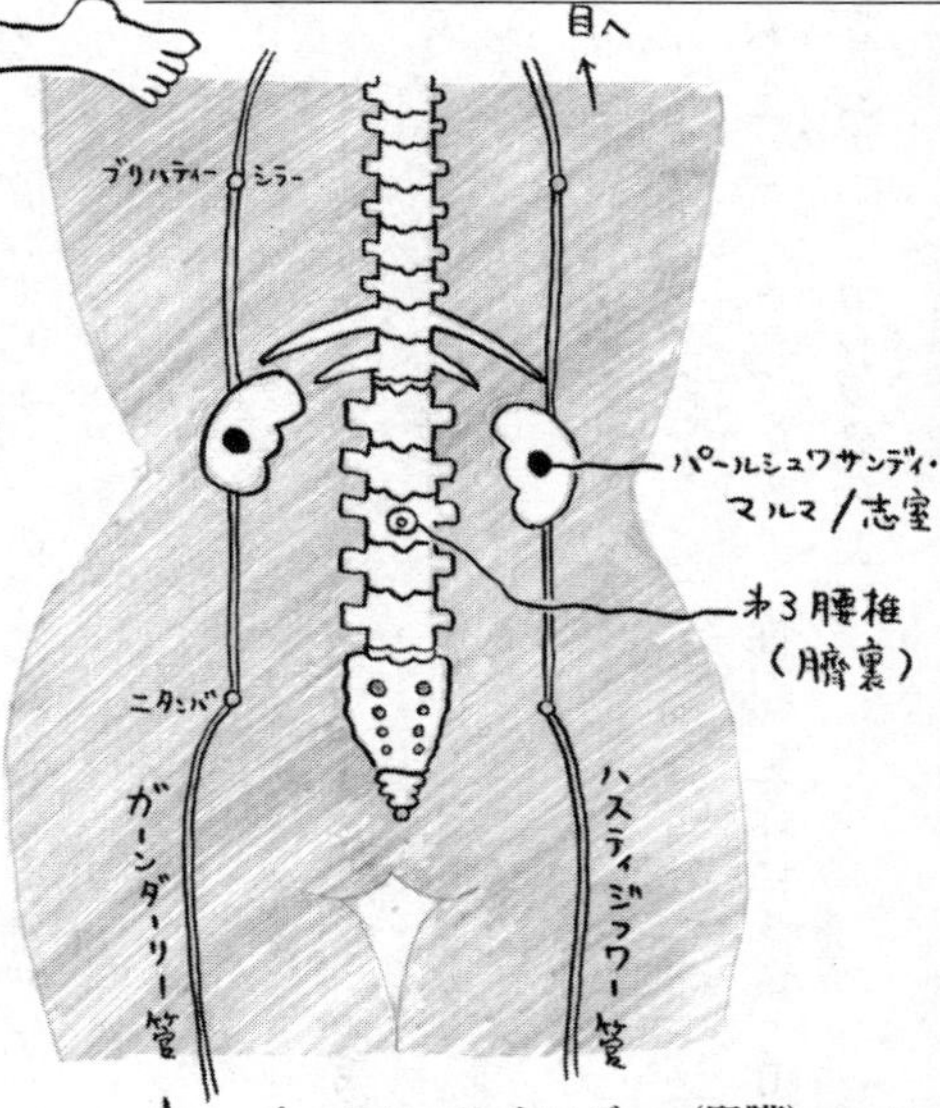

パールシュワサンディ（腎臓）マルマ：「脈管のマルマ」に分類される。重要なラインがこのマルマを通る

は巨魚の胃の中で生きつづけた。

海中で、ヨーガの神シヴァが、奥方のパールワティーに、生死に関する大知を授けていた。これを聞けば、死者をも救うことができるという。ところが、魚の中にいたマツェーンドラが、これを聞いてしまったのである。シヴァ神が怒って、

「おまえはこの大知を、女性に迷って失うであろう」

と呪いをかけた。

魚から出たマツェーンドラは、ゴーラクシャらにこの大知を教えてしまった。

そこで、パールワティー女神が女性の力で、大知を知った者たちを誘惑してそれを忘れさせた。が、ひとり、ゴーラクシャだけは迷わなかった。その彼がつくりだしたのが、ハタ・ヨーガである。

いっぽう、マツェーンドラごじしんも、〝カウラ〟という、かなり怪しげな宗派の開祖であられる。赤いサリーを着て女装する（オカマ集団のヒジュラとは異なる）。そして、女性の媚態をつくってシャクティ（性力）を礼拝する。セックス・ヨーガの秘儀をいまに伝えるのも、カウラ教の徒だ。

〈やりかた〉

これは、たいへん難しいポーズなので、いくつかの簡略形がある。通常、マツェーンドラ・アーサナやねじりのポーズといっているのは、正式にはアルダ・マツェーンドラ・アーサナ、つまり「半分だけマツェーンドラ師の体位」とよばれるポーズである。

①足を投げ出して座り、右足を左腿の下に入れる。左膝を立て、左足を右膝の向こう側の床につける。

②上体をできるだけ左に向け、右手で左膝の外側から右膝、できれば左足首を掴む。

③つぎに左手を背後にまわし、上体をできるだけ左にねじりながら、左足首をにぎる。顔は左後ろに向ける。

④右のパールシュワサンディ・マルマ（腎臓）に意識を集中しながら、数呼吸その姿勢を保持する。

⑤ゆっくりと息を吸いながら、元に戻す。

⑥逆の方向にも同じことをする。

⑦これを2〜3回くり返す。

〈略式〉

これでも、かなりきついので、さらに簡単にしたバリエーションがいくつもある。たとえば――、

①右手を左腿の外側にかける。
②息を吐きながら、上体を左にねじり、左手は背中にまわし、数呼吸静止する。
③ゆっくり元に戻して、逆方向も同様に行う。

〈注意点とコツ〉

○背骨といっしょに腰、首も十分にねじる。つまりカティーカタルナ・マルマ（骨盤と腰椎の接点）とクリカーティカー・マルマ（頭蓋と頸椎の接点）を十分に「切る」。
○背骨はねじるが、曲がらないようにまっすぐに立てる。
○姿勢を保持する間、息を吸うときは「ねじり」をやや緩め、吐くときに強める。

このとき「雑巾を絞る」ようなイメージをいだくとよい。

○「ねじり」では、背骨全体が左右にねじられるが、このエネルギー・ラインを代表するポイントが、左右のパールシュワサンディである。

〈パールシュワサンディ・マルマ〉

パールシュワサンディとは「肋骨との境界」の意で、第11肋骨のへりにある腎臓をさす。ここが断末魔すると「腹腔内への出血により死亡」する。

ボクシングでは腎臓部への打撃（キドニー・ブロウ）は反則パンチで、これをやられると激痛が走る。また、腎臓障害を負いやすい。そうでなくても血尿が出る。

このマルマへの打撃というのは、左右の足の親指の爪（ナカ・マルマ）から背中を通って目（アパーンガ・マルマ）にいたるガーンダーリー、ハスティジフワーというエネルギー・ラインのプラーナの流れを絶つことを意味する。そのあたりにこわばるような痛みが走り、とくに、ひどい腰痛を招くことになる。

スワーディシュターナ・チャクラに属するマルマで、中国の志室《ししつ》に一致する。中国医学では、腎臓の機能が活発であると、体力、体調が活発になりすべての内臓が調整され、全身が強健になると考えられている。

〈効果〉

この体位は、全神経系、肝臓、膵臓《すいぞう》、脾臓《ひぞう》、腸、腎臓に効く。具体的には消化不良、便秘、肝臓肥大、二日酔いによい。腰まわりの余分な脂肪を取り除く。「コブラ」とともに行えば、腎臓を健全なものにする。脊椎とそこから分岐する神経へ、血液とプラーナを最大限に供給するため、全器官の若返りにもっとも有効な体位のひとつとされる。

9.「弓」で気鬱をふっとばそう！

ナービ（臍）マルマ

弓の体位（ダヌル・アーサナ）：猫背、肥満、リウマチ、糖尿病、腰痛を治す（図⑱）。

〈アーサナの意味〉

図⑱弓の体位［ダヌル・アーサナ］

うつ伏せになり、両手で両足を摑み、腕を弓弦のように用いて全身を反らせる。全身の神経、内分泌腺を賦活《ふかつ》し、背骨のゆがみを矯正する

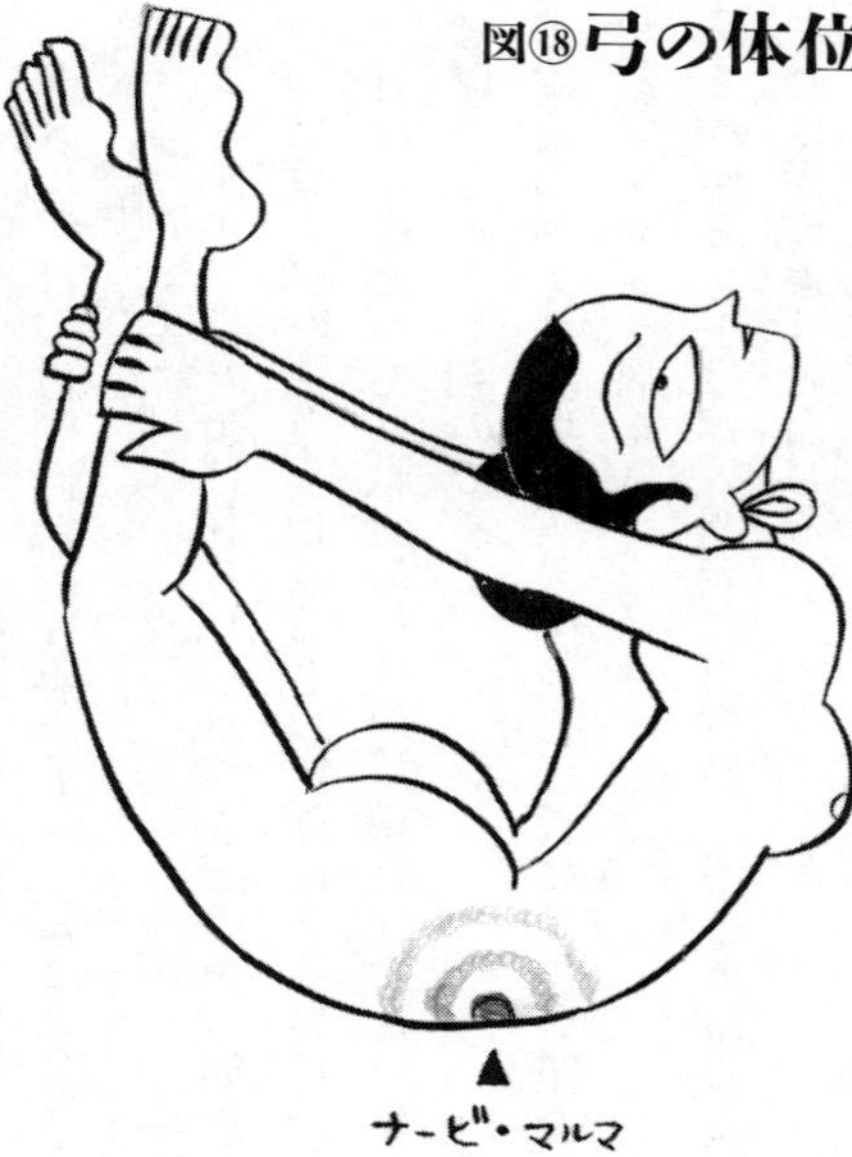

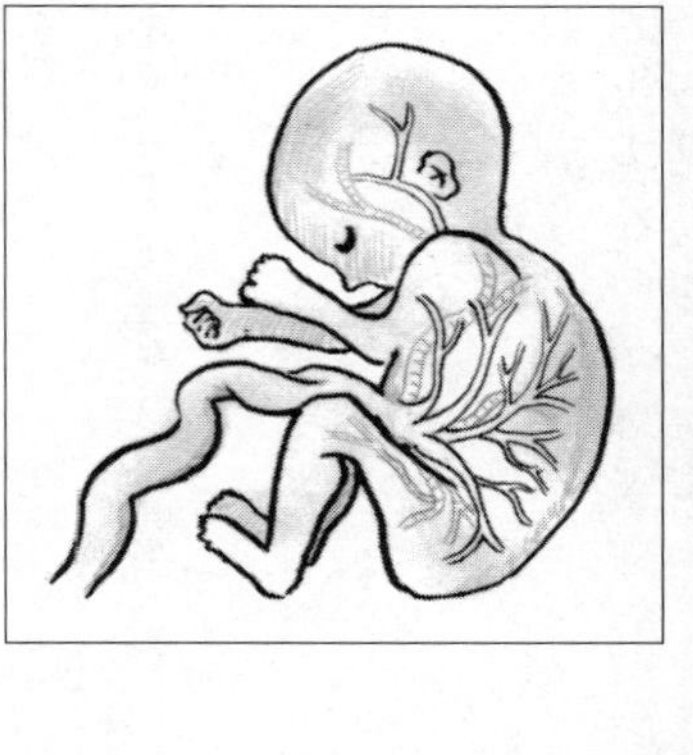

ナービ（臍）マルマ：古代人は、胎児が臍の緒を通して母胎から栄養をもらっているところから、臍こそプラーナ・ネットワークの起点と考えた

〝ダヌル〟は、古代武器の代表である「弓」のこと。ダヌルヴェーダで「弓の科学」（武術）の意である。

シャールンガとよばれるレイヨウなどの角、鋼鉄、木材を張り合わせた合成弓、そしてコーダンタとよばれる9つの節のある竹弓は、それぞれヴィシュヌ神、シヴァ神の象徴として、戦士の礼拝の対象となった。筆者の知るある武術流派の入門式は以下のようなものである。

①武術の師（グル）は、入門者の手首に黄色い紐《ひも》を巻きつけ、師弟のきずなを深くするマントラを唱える。

②それからグルは、入門者に稽古用の弓をあたえる。式の手順（次第）を説明し、それに従うように命じる。

③最初に入門者は、弓と矢の上に献花し、

「いま、女神のシャクティが武器として顕現《けんげん》いたしますように」

と祈る。

④神性の表現とされるクンクム（赤い粉）を、弓に付ける。

⑤そのあと、入門者は弓の前でオイルランプをかざして礼拝する。

これら一連の儀式によって、入門者と弓とのきずなも深められる。注目すべきは、弓がたんなる武器ではなく、その背後に神聖な力が潜んでいる——というより、神性そのものの顕現である、と理解されていることである。

おのれじしんを弓に化してみせるこの体位、および本書では略したがアーカルナダヌル・アーサナ（弓を引く体位）やウッタラダヌル・アーサナ（上方への弓の体位でチャクラ・アーサナ＝ブリッジに同じ）は、ダヌワン・クラマ・プラクリヤー系アーサナの典型である。

〈やりかた〉

①うつ伏せに寝て、顎を床につけ、両手で両足首を掴む。

②息を吸いながら、腕を引っ張るようにして、頭と膝を同時に上げて全身を反らす。

③臍（ナービ）あたりが床に接するようにし、その部分に意識を集中して、ゆっくり呼吸。つづくかぎり、そのままの姿勢を保持する。

④息を吐きながら、静かに元に戻す。

〈注意点とコツ〉

○できない人は片足ずつ行う。

○前後にローリング（体をゆすること）すると、より効果的。腹部がマッサージされる。

〈ナービ・マルマ〉

臍の穴を中心に、直径7〜8センチの円内がこのマルマ。断末魔したら「即死、あるいは1日以内に死亡」する大マルマのひとつで、それだけに癒し効果も高い。このマルマの範囲内に多くのツボが位置することはすでに述べた。

マニプーラ・チャクラに属する。

武術医やヨーガ行者の多くは、このマルマないしはチャクラを、すべてのプラーナ・ラインの起点と考えている。全血管が心臓を起点としているように、あらゆるプラーナは、臍の領域から全身に運ばれるというのだ。

しかし、そもそもプラーナ（気）なんてものは、現代の医学や生理学では確認されていないし、あったにせよ、そのセンターが臍というのは、いかにも奇妙な発想のように思われるかもしれない。が、こう考えればよい。

哺乳類の胎児は、みな臍の緒から栄養をもらっている。つまり、臍が口である。老廃物が出ていくのも臍、つまり肛門でもある。

胎児は臍から広がり、臍で閉じる脈管の塊である。

しかし子宮から出ると、心臓が脈管の根となる。といって、臍を根とする脈管がなくなるわけではない。目に見えぬ地下水流のようになって、プラーナを運んでいるのだ。

ヨーガでは、この臍を根とする脈管の体系を、肉体の内側にあるもうひとつの〈からだ〉とみなし、スークシュマ・シャリーラ（微細身《みさいしん》）とよんでいる。この第2の体の中枢器官が、いわゆるチャクラなのだ。

ちなみに中国でも、臍の領域から胃の太陽神経叢あたりに、その全エネルギー・ライン、すなわち経絡《けいらく》の起点をおいている。

インドや中国の伝統医学によれば、臍はそれだけ重要な部分である、ということだ。

そして、それを信じるのであれば——。

最近、若い女のコのあいだで、ヘソ・ピアスなるものが流行っているそうだが、これは臍を断末魔させる危険な行為である。ただちに止めたほうがいい。

〈効果〉

臍のナービ・マルマを刺激する弓の体位は、前述の理由で、全身の神経および内部器官、内分泌腺を賦活し、機能を強化、機敏性、積極性をうながす。

具体的には、背骨のゆがみを矯正し、猫背、肥満、リウマチ、糖尿病、腰痛を治す。

内臓をととのえ、消化器の働きを高める。

インポや不妊、生理不順もよくなる。

インポといえば、男性の性的不能は精神的ストレスが要因となっていることが多いのだが、アジアの医学では、それも気＝プラーナのめぐりが悪いからだとされる。それが「気の鬱」した状態である。かような生理学を信じなくても、臍の下に自律神経の束が集まっていることはたしかだ。

「弓」して気鬱をふっとばそう。

10．「神鳥」で全身をチューンナップしよう！

スタナムーラ（乳首の下）マルマ

神鳥の体位（ガルダ・アーサナ）：足、腰、背中の痛み、肩コリ、胃や腸など消化器系の疾患、座骨神経痛、リウマチ、精力増強に効果あり（図⑲）。

〈アーサナの意味〉

このガルダ・アーサナを「ワシのポーズ」としているヨーガ本が多いが、インドでワシといえば、ハゲワシのことだ。数種が棲息し、なかにはコンドルみたいに立派なヤツもいる。とはいえ、動物の死骸をむさぼっているハゲワシ類を想像するようでは、この体位の真価を見誤る。

〝ガルーダ・インドネシア航空〟というときのガルーダが、ガルダだ。インド版鳳《ほう》凰《おう》、フェニックス、すなわち神鳥だ。筆者にとっては神様みたいな存在である手塚治虫にも、ガルダをテーマにした『火の鳥』を描いてほしかった。

ガルダは鳥類の祖、インド神話の始祖鳥だ。誇り高く腕も立つ。神々の王インドラよりも強い。ずっと後のことだが、ガルダの武術の一部が人間界に伝わったのが、かのムエタイなのだ。モンゴル相撲でも勝者は「ガルダの舞い」を舞って、彼にあやかる。さように強いということだ。

さらに神酒ソーマ（アムリタ）を飲んで、死をも征服した。彼の主食は猛毒のコブラである。どんな毒も、彼を冒すことができないのだ。

ガルダは、ヨーガ行者の霊的な乗物でもある。彼らが霊体を肉体から切り離して天空を翔ようとするとき、ガルダのイメージを足がかりにするのである。

〈やりかた〉

①右足を左足の腿あたりにからめ、右膝を曲げて、甲を左足のふくらはぎにぴったり当てる。
②手は両肘を縦に重ね、手首をねじってからませ、両手のひらを近づける。
③腰を深く落としていき、静止する。
④乳首の下にあるスタナムーラ・マルマに意識を集中し、ふつうの呼吸で、できる

図⑲神鳥の体位［ガルダ・アーサナ］

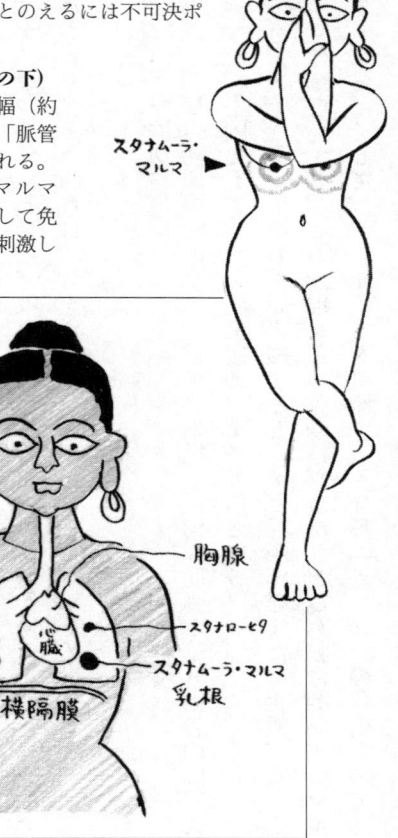

立って腕、足をからませる。全身の健康状態をバランスよくととのえるには不可決ポーズである

スタナムーラ（乳首の下）

マルマ：乳首の２指幅（約3.5㎝）下に位置し、「脈管のマルマ」に分類される。〝スタナローヒタ〟マルマともども胸腺を刺激して免疫力を増強し、肺を刺激して血液を浄化する

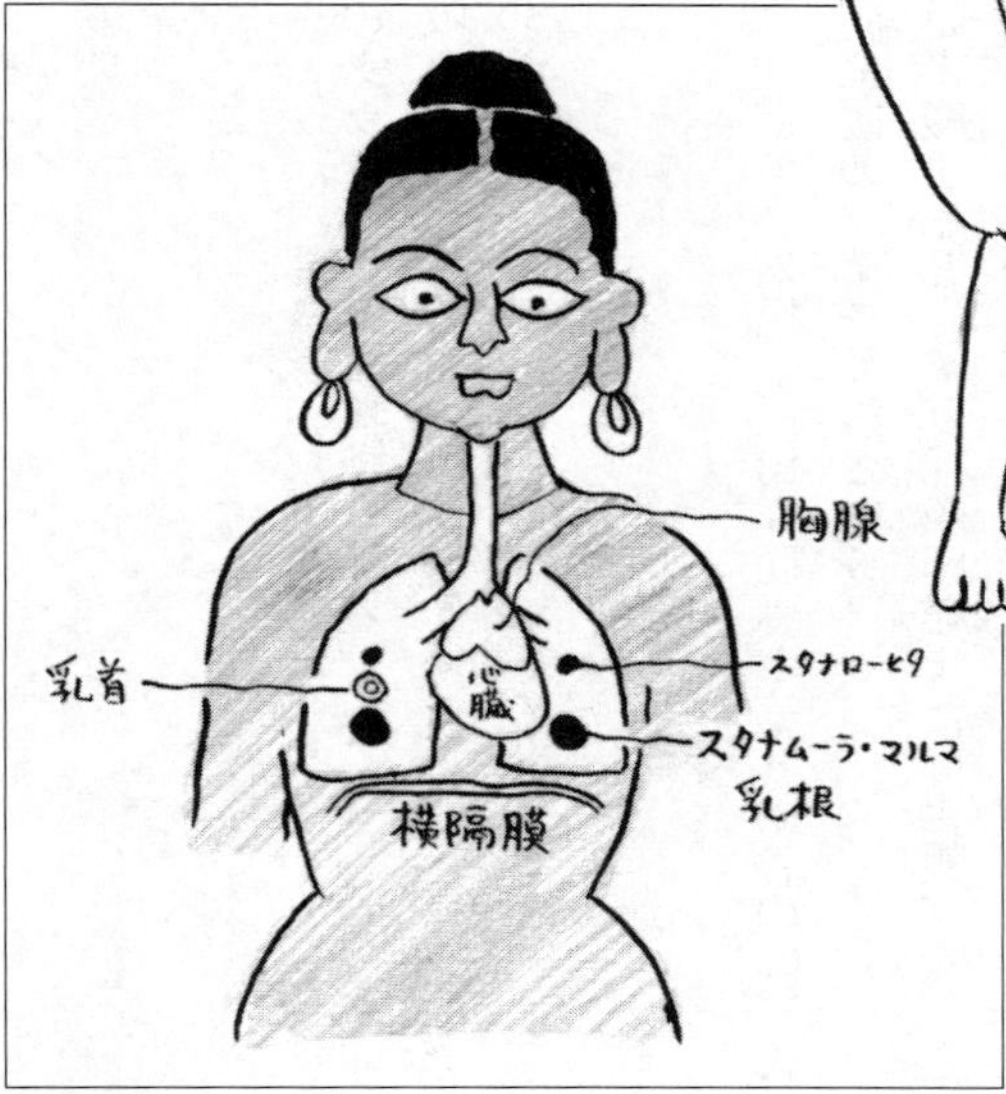

かぎり、この姿勢を保持する。

⑤足をかえて同様に行う。

〈注意点とコツ〉

○グラグラしたら、意識を足の裏のタラフリダヤに移動させる。

○「神鳥」になっているときは、吸息時にからめた腕の緊縛をゆるめ、吐息時にぐいと締めつける。そうすれば、スタナムーラ・マルマに力がこもる。

〈スタナムーラ・マルマ〉

スタナムーラは「乳の根」の意。乳首の2指幅下（第5肋骨と第6肋骨の間）にあるマルマだ。中国でもまったく同位置のツボを乳根《にゅうこん》という。

アナーハタ・チャクラに属し、断末魔すると「咳、呼吸困難または化膿、そしてけっきょくは死亡」する。この表現から、免疫系をつかさどる胸腺に関係するマルマと考えられる。そして、それがここを刺激する不死鳥「ガルダ」の秘密なのであろう。

中国ではこのツボを乳腺炎、母乳が出にくいなどの乳房の症状、胸や腹部が張って痛むとき、急性の熱性病でふくらはぎが張ったり、けいれんが起こったとき、肋間神経痛などの症状、さらに心筋梗塞や肋膜炎の治療などにも用いる。

〈効果〉

全身の血行、気行をよくするため、足、腰、背中の痛みをはじめ、胃や腸などの消化器系の疾患、精力増強に効果がある。

くわえて、マルマ刺激効果で、足の痛み、疲れの予防と治療、消化器系の疾患、腰や背中の痛み、座骨神経痛、関節リウマチもよくなる。

さらに、皮膚や腕も適度に刺激するため、肩コリも解消される。

11・「牛ロ」で肩コリとオサラバしよう！

アンサ（肩甲挙筋の付根）マルマ

牛ロの体位（ゴームカ・アーサナ）：胃炎、胃酸過多や、心臓肥大症などの圧迫感に効果あり（図⑳）。

〈アーサナの意味〉

この体位がなぜ〝ゴームカ〟とよばれるのか、じつはよくわかっていない。多くのヨーガ本では「牛面」と訳され、この体位をすると下半身が小さく見え、下細りになった牛の顔に似る。あるいは背後から見ると、尻の下の足が2本の角《つの》のように思える——などと説明されている。が、どうもしっくりとこない。

筆者は「牛口」と訳す。〝ゴームカ〟のゴーは牛に違いないが、ムカには顔のほか、口の意味もあるからだ。

とまれ、インドでは牛は神聖である。

そしてひとつ、聖なるガンジス河の水源が、ゴームカとよばれる。ヒマラヤの氷河が溶けて、白濁した水を勢いよく吐き出しているところだ。それが牛のよだれに喩えられている。牛はよだれはもちろん糞や尿まで神聖なのだが、ならば、この場合のゴームカは牛口である。また、ヨーガでは河川はエネルギー・ラインの、水源はそれが発せられるチャクラやマルマの象徴である。

もうひとつ、数珠袋もゴームカという。他人に見られないよう、袋に手をつっこ

図⑳牛口の体位［ゴームカ・アーサナ］

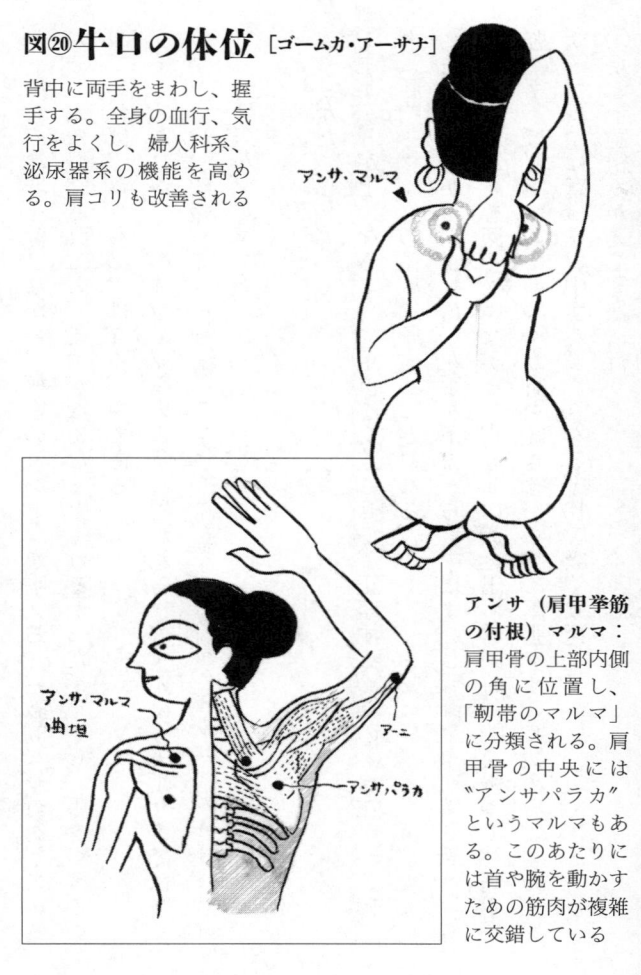

背中に両手をまわし、握手する。全身の血行、気行をよくし、婦人科系、泌尿器系の機能を高める。肩コリも改善される

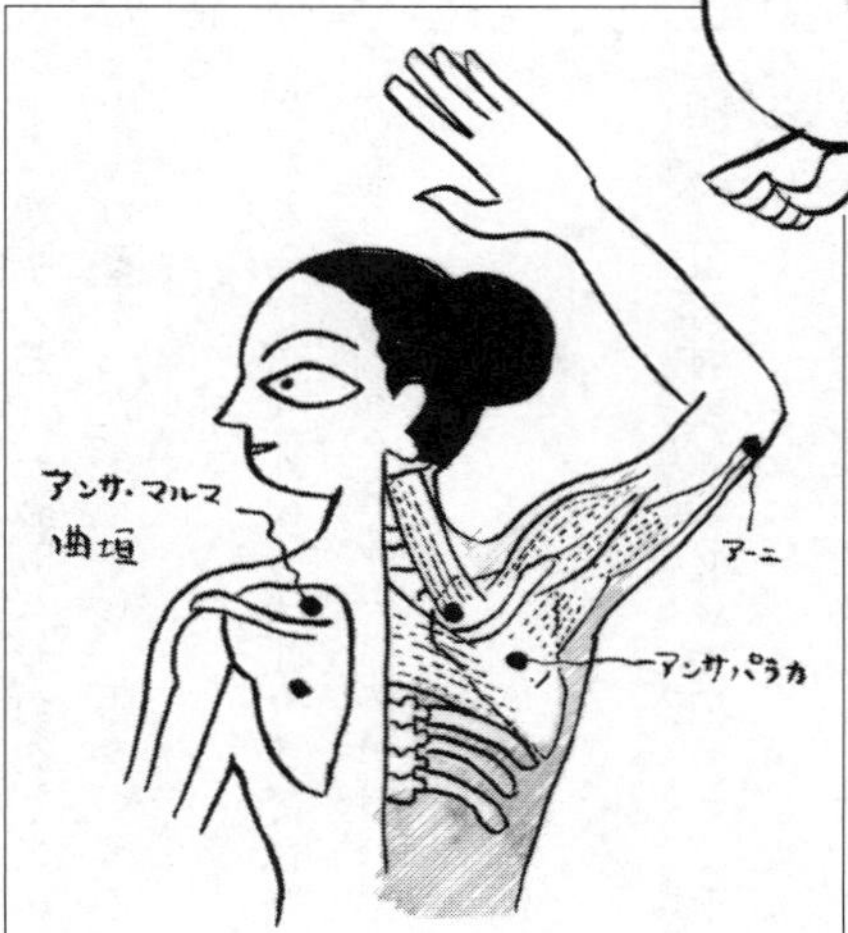

アンサ（肩甲挙筋の付根）マルマ：肩甲骨の上部内側の角に位置し、「靭帯のマルマ」に分類される。肩甲骨の中央には〝アンサパラカ〟というマルマもある。このあたりには首や腕を動かすための筋肉が複雑に交錯している

み、なかで数珠を繰りながら、秘密のマントラを唱える。密教的な修行をしているのを他人に目撃されると、効力がなくなるとされるからだ。しかし、手をつっこむのであれば、これも顔ではなく、口である。

そのあたりが、この体位の秘密のように思われる。ゴームカ・アーサナでは多くのマルマが、数珠つなぎに刺激される。この場合、数珠の糸がエネルギー・ライン、数珠玉がマルマである。

〈やりかた〉

①左かかとが上になるように足首を交差させて、正座する。このとき左かかとはグダ（肛門）マルマの領域を圧することになる。

②右手を上方から肩ごしに、左手を下方から背中にまわし、両手を連結させる。

③ゆっくりと息を深く吸いながら、胸を前に突き出す。同時に腕を張って、両手を強く引っぱる。ついでゆっくり息を吐きながら腕の緊張をすこし緩める。右のアンサ・マルマに意識を集中する。これを5～10呼吸くり返す。

④足と手を組みかえて同様に行う。

〈注意点とコツ〉

○この正座が難しければ、ふつうの正座（ヴァジュラ・アーサナ）でもよい。

○背筋を伸ばし、頭と上体はまっすぐにする。

○手が届かない人は、タオルなどを使って徐々に慣らす。

○左右どちらかが組めない人は左右の肩が上下にゆがんでいて、胃腸や心臓を圧迫している。できないほうを重点的に行う。

○ここでは、アンサ・マルマを書いたが、腕を張る角度を微妙に変えることによって、肩周辺から胸背部にかけてのさまざまなマルマが刺激を受ける。いろいろためしてみるとよい。

〈アンサ・マルマ〉

アンサは「肩」のこと。背中の肩甲骨の上方の内側の角で、この部分を強く圧すると、手の先まで鈍い痛みが走る。断末魔すると「腕を動かすことができなくなる」。中国の曲垣《きょくえん》に一致する。

どのチャクラに属するかは、武術医師によって、ヴィシュッダだ、いやアナーハタだ、マニプーラだ、と言うことがちがう。が、とりあえず中間をとって、アナーハタ系としておく。

早くからツボ医学が公開されていた中国とことなり、インドではマルマの知識はずっと秘伝であったため、このような人による見解の相違もみられるのだが、じっさい混乱しやすいマルマでもある。このあたりでは、肩甲骨と頭部を、肩甲骨と腕をつないでいる筋肉の根や神経が複雑にからみあっている。したがって、エネルギー・ラインが混線しやすく、それが肩コリになってあらわれるのだ。

逆にいえば、五十肩、頸肩腕《けいけんわん》症候群など、首や肩、腕などのコリと痛み、麻痺にすぐれた効果のあるマルマである。

〈効果〉

背部からの強い刺激により、全身の血行、気行をよくし、婦人科系、泌尿器系の機能を高める。

肩の位置が矯正されることで、胃腸病（胃炎、胃酸過多）や心臓肥大症などの圧迫感に効果的。

マルマ刺激が座骨神経痛、肩コリを改善させる。

12.「犂《すき》」で10歳はサバをよもう!

ニーラー(首の前側の管)マルマ

犂の体位(ハラ・アーサナ):疲労回復によく、生理不順、糖尿病にも効果あり(図㉑)。


〈アーサナの意味〉

ハラは牛にひかせる「犂」のことである。とうぜん犂は、牛の聖性とも関連する。牛の神聖はその力にあった。ことに牡牛の、大地を掘り返す力だ。

人間は、野牛を捕えて馴化《じゅんか》し、犂をひかせて、処女の胎《はら》のように硬い大地を穿《うが》ったとき、はじめて本格的な農耕というものを可能にした。牛がいて、人間《ひと》は麦や米を得ることができるのだ。牛が、生命エネルギーの根源である食糧を運んでくるのだ。

バラモンの呪術的な思考は、その「牛の力」を普遍的な「力そのもの」と同視した。牛には多産と繁栄と、あらゆる願望を叶える魔力が潜んでいるのである。そして、犂はその「牛の力」とも同視される。

インドの戦士が弓を神がやどるものとして聖視したように、農民は犂をシヴァ神の力の顕現として礼拝する。祭のさいには、クンクムを付けたり、花環で飾ったりする。この体位はたしかに、インド式の犂にそっくりである。でんぐり返しになった足先が犂の刃先になる。

〈やりかた〉

①あお向けに寝て、手のひらを下に、腕は両脇に伸ばす。呼吸をととのえる。
②ゆっくり息を吸いながら、腹筋を使って足を45度まで持ち上げる。
③さらに吸いながら足を90度まで上げ、いったん静止する。
④こんどは息を吐きながら、ゆっくりと両足を頭越しに持っていき、足先を床につける。膝が曲がらないようにする。
⑤これ以上足が伸びないというところまで持っていき、静止する。そのとき顎が胸

図㉑犂の体位
[ハラ・アーサナ]

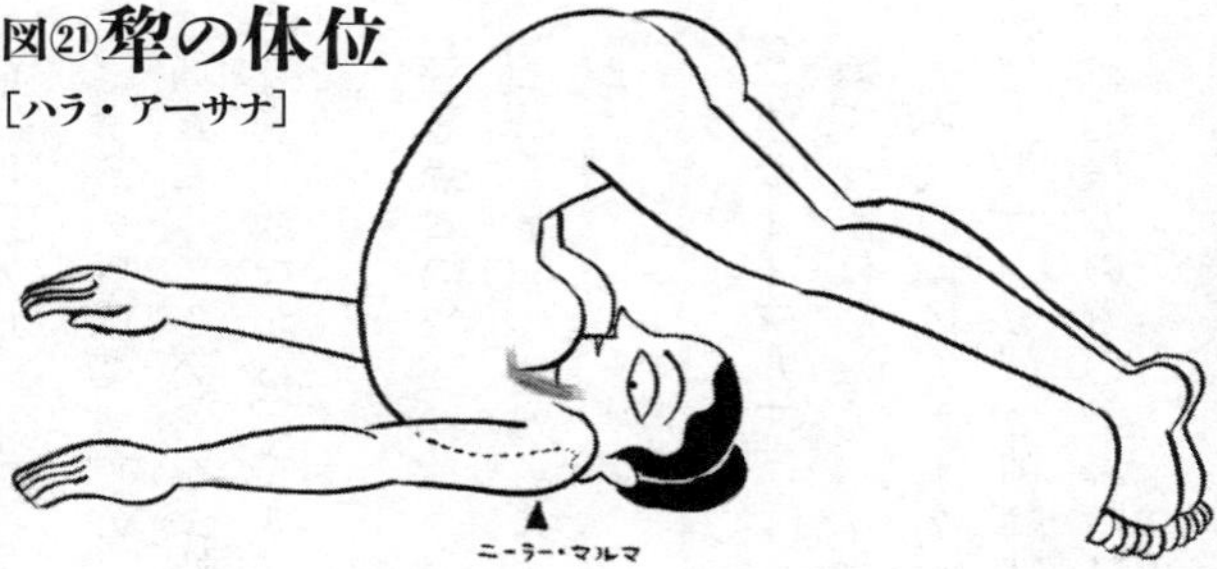

でんぐり返しのポーズ。胸を顎に強く押しつけることがポイント。背骨のズレを矯正し、各ホルモン系を活性化させる

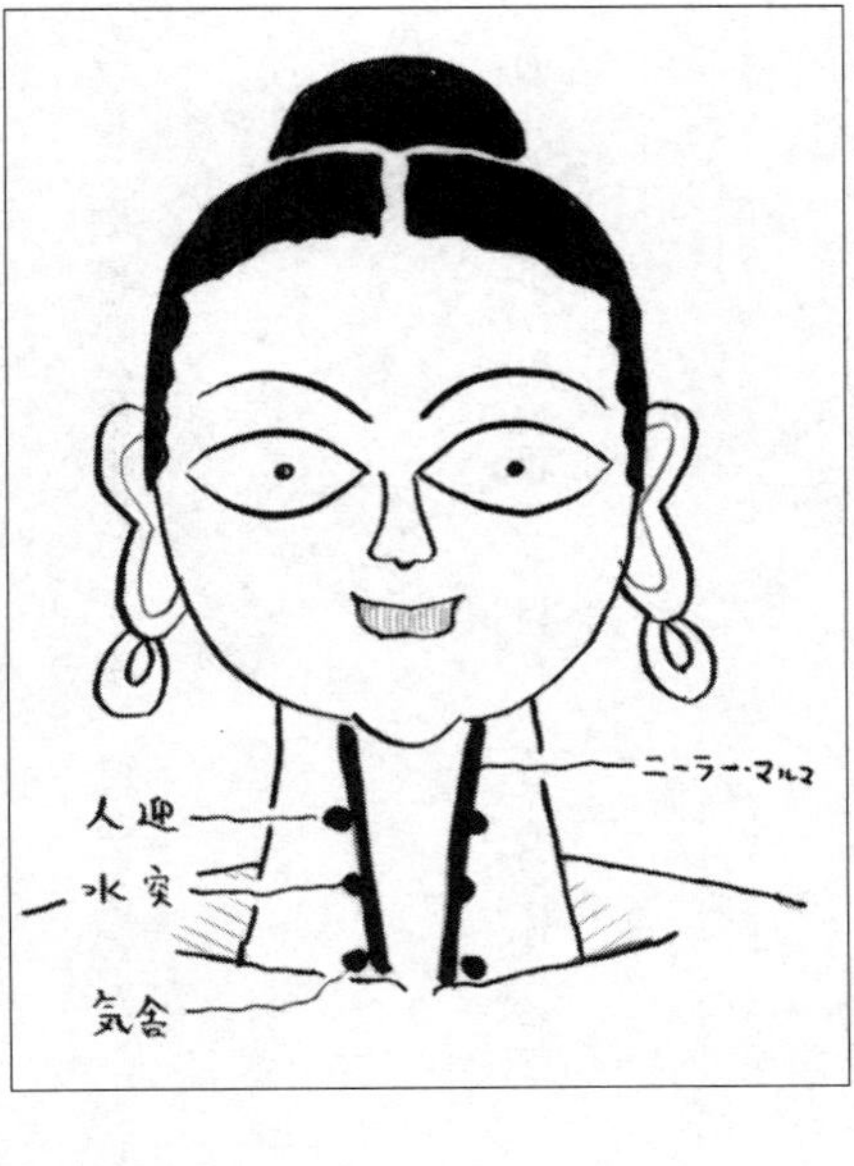

ニーラー（首の前側の管）マルマ：頸動脈に相当すると思われるパイプラインで「脈管のマルマ」に分類される。古文書に「ニーラーを刺激すると、アムリタ（甘露）が湧く」とある。アムリタとは、若返りのホルモン、パロチンのことであろう

に強く押しつけられる。

⑥ふつうの呼吸で、首のニーラー・マルマに意識を集中し、あまり無理を感じないていどに、この姿勢を保持する。

⑦息を吐きながら、じょじょに元に戻す。

〈注意点とコツ〉

○足先が床につかなくてもよい。それより、顎が胸に押しつけられるようにすることが大切。

〈ニーラー・マルマ〉

ニーラーは2本のパイプライン状のマルマで、ヴィシュッダ・チャクラに属する。古代の『スシュルタ本集』には、「断末魔の結果、言語力喪失、しわがれ声、味覚喪失」する、と神経管のように書かれているが、頸動脈のことかと思われる。比較的最近のものと思われる武術医典には、つぎのように記されている。

もし、人に呼吸がなければ、マルマもない。

気息（プラーナ）はマルマである。

マルマは瞑想によって気息が蒐《あつ》められる処である。

マルマはイダー管とピンガラー管（微細身のエネルギー・ライン）を通して来たる気息の謂《いい》である。

健康な人は1日に2万1600回の呼吸をする。

気息の通る〝ニーラー・マルマ〟とよばれる脈管がある。

そこを撃つと、気息は止まり、それから死の兆候が顕われる。

血は固まるであろう。

呼吸は塞がれ、多様な疾病が起こるであろう。

しかし、そこに適切な刺激をあたえると、
アムリタを飲むことができるであろう。


気息の通る管がニーラー・マルマであれば、それは気管ではないのか、と言われるかもしれない。しかし、インドの生理学では気息、つまり風のようなものが体内の脈管のなかを流れていて、その流動エネルギーが血液を循環させている、とするのである。

またアーユルヴェーダでは、

「のどぼとけから左右両側へ2指幅くらい移動したところに、〝ニーラー・ダマニー〟（ダマニーは脈管のこと）とよばれる強い脈を感じるポイントがある。この脈は、人の病気の度合いをあらわす大切な脈管である」

とされる。

ならば、ニーラーはやはり頸動脈であろう。しかし、古代医学に属するマルマに、現代の解剖学をあてはめるには無理があるともいえる。このあたりには迷走神経ほかいろいろな神経、静脈も通っている。ニーラーはニーラーとしかいいようがないのかもしれない。

それはともかく、インドでいうニーラーの領域には、気舎《きしや》、水突《すいとつ》、人迎《じんげい》といったツボが並んでいる。

気舎は、まさに脈を感じるポイントで、喉の痛みによるしわがれ声、首のできものや腫れ、うなじや肩から首にかけてのコリ、胃腸の調子が悪いときに起こるさまざまな症状に効果がある。胃のもたれや不快感、味覚障害、吐き気、嘔吐、胸やけ、ゲップなどの症状があるときにこのツボを刺激すると、迷走神経が刺激され、症状がおさまってくる。慢性的な胃弱の治療、しゃっくりにも使用される。

水突は、気管支炎や喘息などの症状に効果があるツボだ。

人迎は喘息、慢性関節リウマチ、高血圧症、痛風、黄疸《おうだん》、気管支の慢性的な症状、神経性心悸《しんき》亢進《こうしん》症、狭心症、胃けいれん、胆石症による痛み、めまい、のぼせ、結節性紅斑《こうはん》、女性に多い甲状腺の機能の低下からおこる橋本病や、血圧を下げるのにも用いられる。

これらを総合したのがニーラーということになるが、ならば、そこが断末魔すると「言語力喪失、しわがれ声、味覚喪失」するという『スシュルタ本集』のいぶんも頷《うなず》けよう。

〈効果〉

が、それよりなにより、ニーラーのいちばんの特色は、適切な刺激をあたえることによって、

「アムリタ（不死酒）がにじみ出る」

とされていることだ。

このアムリタを、現代医学でいうパロチン（唾液腺《だえきせん》ホルモン）と同視することは許されてもよい。ローヤルゼリーに多量に含まれている若返りのホルモンである。

大部分は耳下腺から、一部は顎下腺から分泌されるホルモンで、生体の若さを維持する重要な役割をになっている。

このホルモンは、筋肉や内臓などを若返らせる働きも持っていて、盛んに分泌されると筋肉や内臓、骨、歯などの成育、発育が盛んになり、いつまでも若さが保たれる。前項で牛のよだれのことを書いたが、赤ちゃんのよだれはこのことをよくしめしている。

健康であっても、成長を遂げると、パロチンの分泌は低下をはじめる。

逆にいえば、いつまでもパロチンを分泌できることが、若さを保持する秘訣だ。

そして、それを可能にするのが、「犂」である。

ヨーガは、体が隠しもつ偉大な才能のありかに触れている。そして、その才能は、われわれが均《ひと》しく具《そな》えているものであり、ただ、使いかたを知らないでいるだけのことなのだ。われわれの体のなかには、自家用の薬が、たっぷりと蓄えられている！　インシュリンもアドレナリンも、モルヒネや大麻に似たアーナンダアミドやエンドルフィン、メラトニンといった脳内麻薬も、すべてじぶんでつくっている。ヨーガは古来それら籠中の自家薬を、〝アムリタ〟や〝ゾーマ〟などと表現していた。

生命をまっとうするのに必要な薬は、みんな、みんな、み～んな、体のなかに用意されているのだ！

それはひとまず措《お》いても、この体位は脊椎全体に有益だ。血液とプラーナのめぐりがよくなり、脊椎骨にそった重要な神経中枢に新鮮な血液がゆきわたる。これによってわれわれは、ただちに疲労や消耗をなくすことができ、即座にさわやかになり、ふたたび力がみなぎってくるのを体感することができる。

この体位は、犂が大地を耕し、土に新鮮な空気と水をあたえるように、さまざまなマルマを活気づけることができる。

生理不順にも効果があり、糖尿病もインシュリン投与しなくても、癒される。

13. 「魚」でカゼを追い出そう!

マニヤー(首の裏側の管)マルマ

魚の体位(マツィヤ・アーサナ):カゼに効き、頭の圧迫感を取り除く(図㉒)。

〈アーサナの意味〉

マツィヤは「魚」である。2003年のほぼ1年間、魚屋さんの前をとおるたびに聞かされ、いまも耳に焼きついて離れない歌、『おさかな天国』の魚である。梵語でも魚カレーはマツィヤラムとよばれ、不思議な偶然か、〝マルマの知識〟が保存されているケーララ州と西ベンガル州が、魚の多食地帯だ。前者では武術医師たちが、後者では密教的《タントラ》なヨーガ行者たちがこれを伝承している。

しかし、ここでいうマツィヤは残念ながら魚カレーのそれではない。宇宙神ヴィシュヌの化身である。

――昔むかし、洪水で全世界が滅んだとき、ひとり聖者マヌが、魚に化身したヴ

図㉒魚の体位

［マツィヤ・アーサナ］

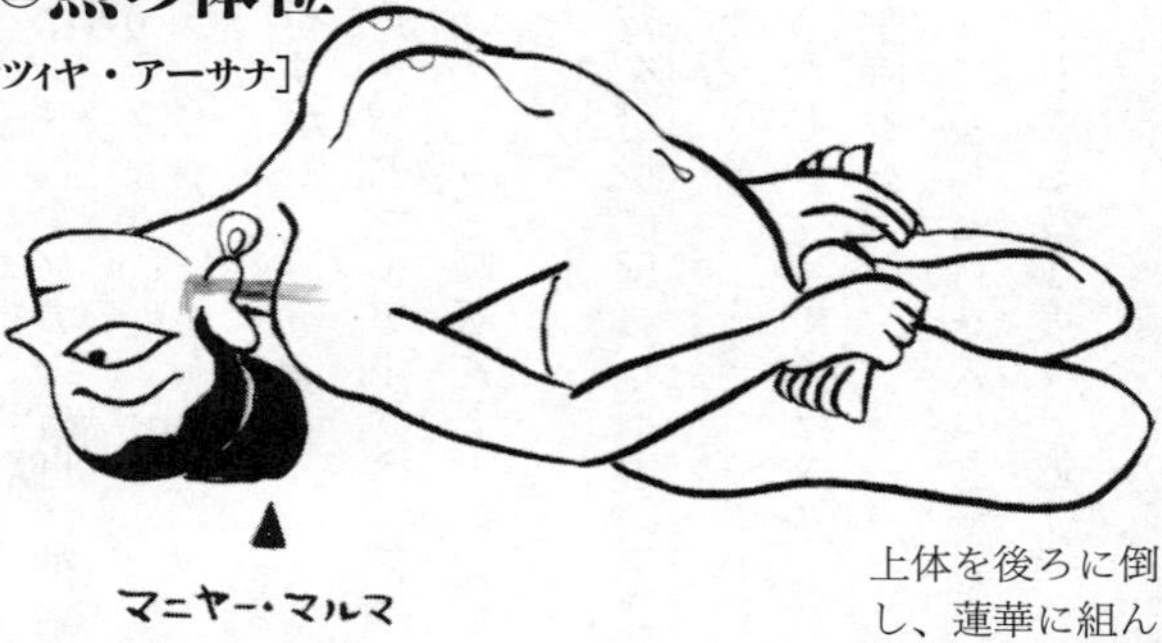

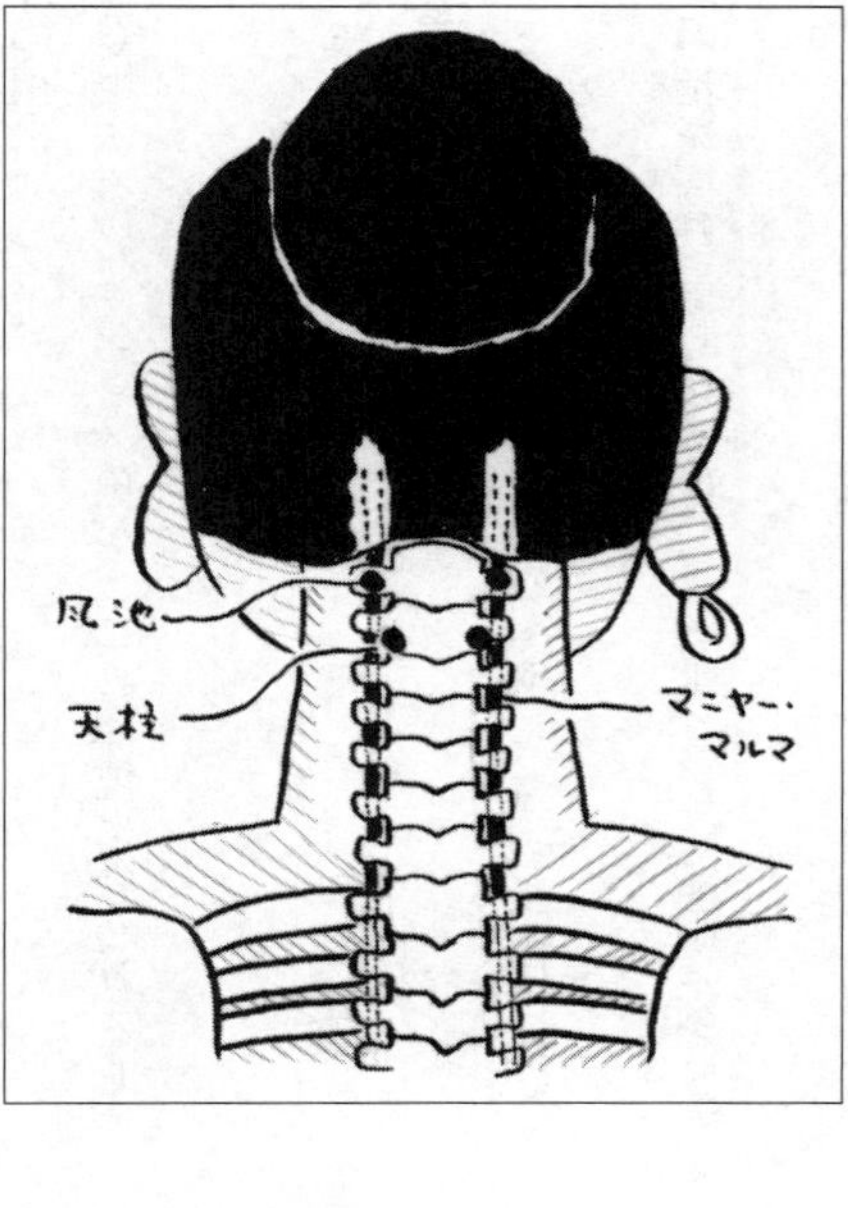

上体を後ろに倒し、蓮華に組んだ足の指を摑む。甲状腺、扁桃腺など首のあらゆる器官と組織を活性化し、胸部を発達させる

マニヤー（首の裏側の管）マルマ： うなじを通るパイプラインで「脈管のマルマ」に分類される。ヨーガでは同位置にイダー、ピンガラーという神秘的なエネルギー・ラインが存在する、としている

イシュヌに救われ、その後の人類の祖になった。
インド版「ノアの方舟《はこぶね》」神話に登場するヴィシュヌ魚が、この体位にいわれるおサカナさまなのだ。

〈やりかた〉

①足をパドマ・アーサナ（蓮華坐）に組む。
②ゆっくりと呼吸をととのえながら、両肘を使って体を後ろへ倒し、頭を床につける。
③背を弓状に反らし、手の指で足の指を握り、肘を床につけるようにして両足をひっぱる。
④うなじのマニヤー・マルマに意識を集中し、胸式呼吸で10〜30秒ほど、この姿勢を保持する。
⑤ゆっくりと息を入れながら、元に戻る。
⑥これをもう1度くり返す。

〈注意点とコツ〉

○前の「犂」とセットにして行うべきである。

○①のパドマ・アーサナは、日本でいう結跏趺坐《けっかふざ》。坐禅の足の組みかたである。呼吸法、瞑想に適する（222ページ参照）。これができない場合は、足をまっすぐ伸ばしてもよい。そのときは、手のひらを腰のあたりで床につける。

○②のとき、頭をできるだけ尻のほうに近づける。そうすると頭頂付近が床に接する。アディパティ・マルマを刺激するのだ。

○アーサナは腹式呼吸が基本だが、「魚」だけは深い胸式呼吸（ヘンな表現だが）でするのだ。魚のエラ呼吸の雰囲気であろう。

○ともあれ、この姿勢と呼吸法によって、気管と胸郭が十分に広がり、「犂」とは逆にうなじが圧縮されて、マニヤー・マルマが刺激される。

〈マニヤー・マルマ〉

「うなじ」を意味するマニヤーも、ヴィシュッダ・チャクラに属するパイプライン状マルマである。

「気管の両側にある四本の脈管のうちのうなじ側の2本」で、断末魔すると、先記のニーラー同様、
「言語力喪失、しわがれ声、味覚喪失」
するとされる。意識を集めるマルマをニヤーサ（触手）してみてください、とした以上、あえて、現代解剖学に対比させる愚をおかすと、首の骨の左右両側を流れる椎骨動脈あたりを想像すればよいものだろうか。

首は、脳と体を結ぶ血管や神経、さまざまなエネルギー・ラインの通りみちであるため、多種多様の脈管が束になっている。マニヤーと前述のニーラーのほか、マートリカーという8本のパイプ状マルマが通っている。現代の医学生も解剖実習のさいは、首の複雑さに泣かされる。

それはともかく、このマニヤー・マルマの領域でツボをさがすと、天柱《てんちゅう》、風池《ふうち》（クリカーティカーとして既述）などがそれに該当するようだ。

天柱は、頭部のあらゆる疾患はもちろん、中高年の血圧安定のために、たいへん効果があるツボとされる。急性の熱で汗が出ないときや、めまい、頭痛、目の疲れ、首の後ろや肩がこるときなどにここを刺激すると、治りが早まる。また、だる

い、疲れやすい、のぼせる、冷える、低血圧症、高血圧症、二日酔い、乗り物酔いなどの全身症状にも、すぐれた効果がある。さらに、慢性鼻炎、蓄膿症による鼻づまり、鼻血、耳鳴り、むち打ち症や寝違え、むくみ、腎臓病の治療に使用される。

風池の効果も天柱にほぼ等しいが、特筆すべきは、

「カゼの特効ポイント」

である、ということだ。カゼをひいて頭が痛い、首の後ろがこる、体の節ぶしが痛い、熱っぽい、咳が出る、だるいなどのほとんどの症状は、ここを刺激すると治るといわれている。そして、この「カゼに効く」という特徴は、たしかにマニヤー・マルマの性格と一致する。


〈効果〉

首のしこりがとれ、首の全筋肉が活動状態にはいる。首のあらゆる器官、組織に血液、プラーナを活発に流れさせて、頭をおさえつけていた圧迫感をぬぐい去る。心臓から流れ出た血液は首のところで強い抵抗をうけ、そこに集まって甲状腺、扁桃腺を浄化する。

そこらが、マニヤー・マルマの機能と関連するのであろう。
「魚」は、カゼと化膿した扁桃腺にひじょうによく効く。

14.「肩立ち」で年をとるのはもうやめよう！

アパスタンバ（気管支本管）マルマ

肩立ちの体位（サルワーンガ・アーサナ）：免疫力を高め、静脈瘤にも効果あり（図㉓）。

〈アーサナの意味〉

サルワーンガとは「全（サルワ）身（アンガ）」という意味である。サルヴァーンガと表記されるのがふつうだが、梵語のこの場合の発音を片仮名で写せば、サルワーンガのほうが近いかと思う。どうでもいいようだが、マントラを発声するとき、ワとヴァのちがいをうるさく言われるので、すこしこだわってみた。

この体位の名に神話的背景はなさそうである。

「全身（を刺激する）体位」

図㉓肩立ちの体位［サルワーンガ・アーサナ］

肩立ちし、腰を手で支える。犂の体位同様、胸を顎に強く押しつけること。循環器系を活発にし、甲状腺が鍛えられることによって、若返りにとくに効果がある

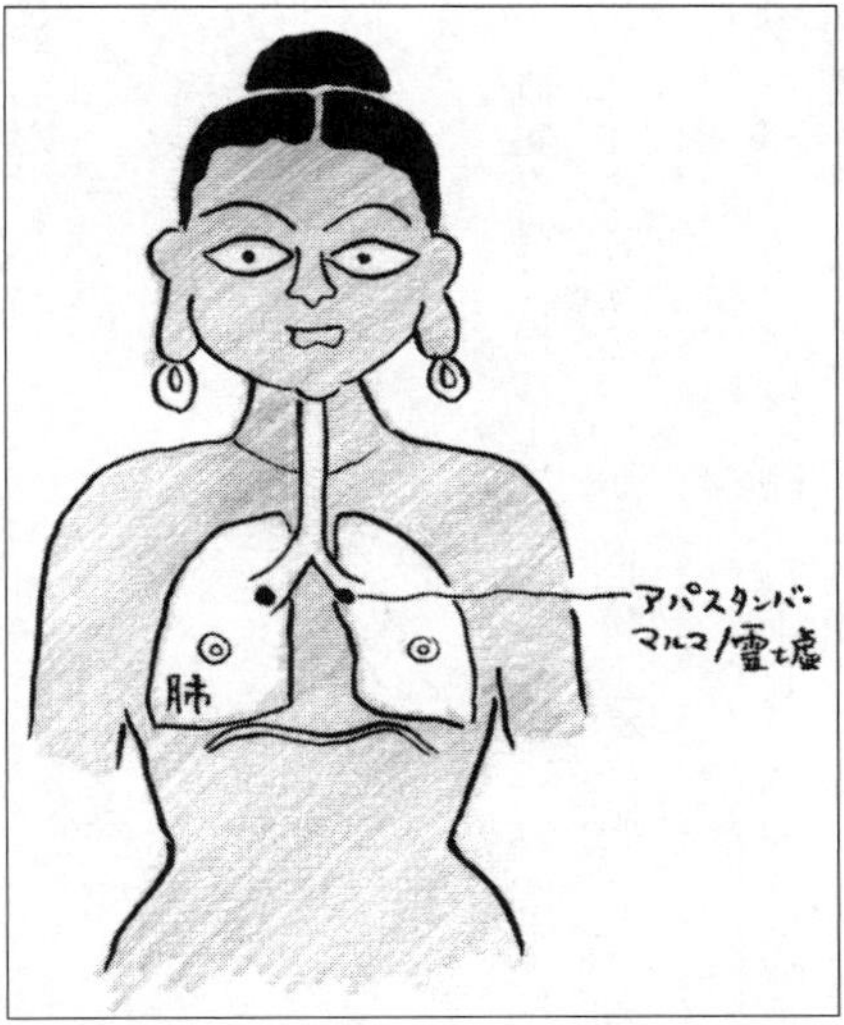

アパスタンバ（気管支本管）マルマ：気管支本管に位置し、「脈管のマルマ」に分類される。ちなみに気管支は右のほうが太くなっている。乳首2指幅上の内側に、このマルマをとる

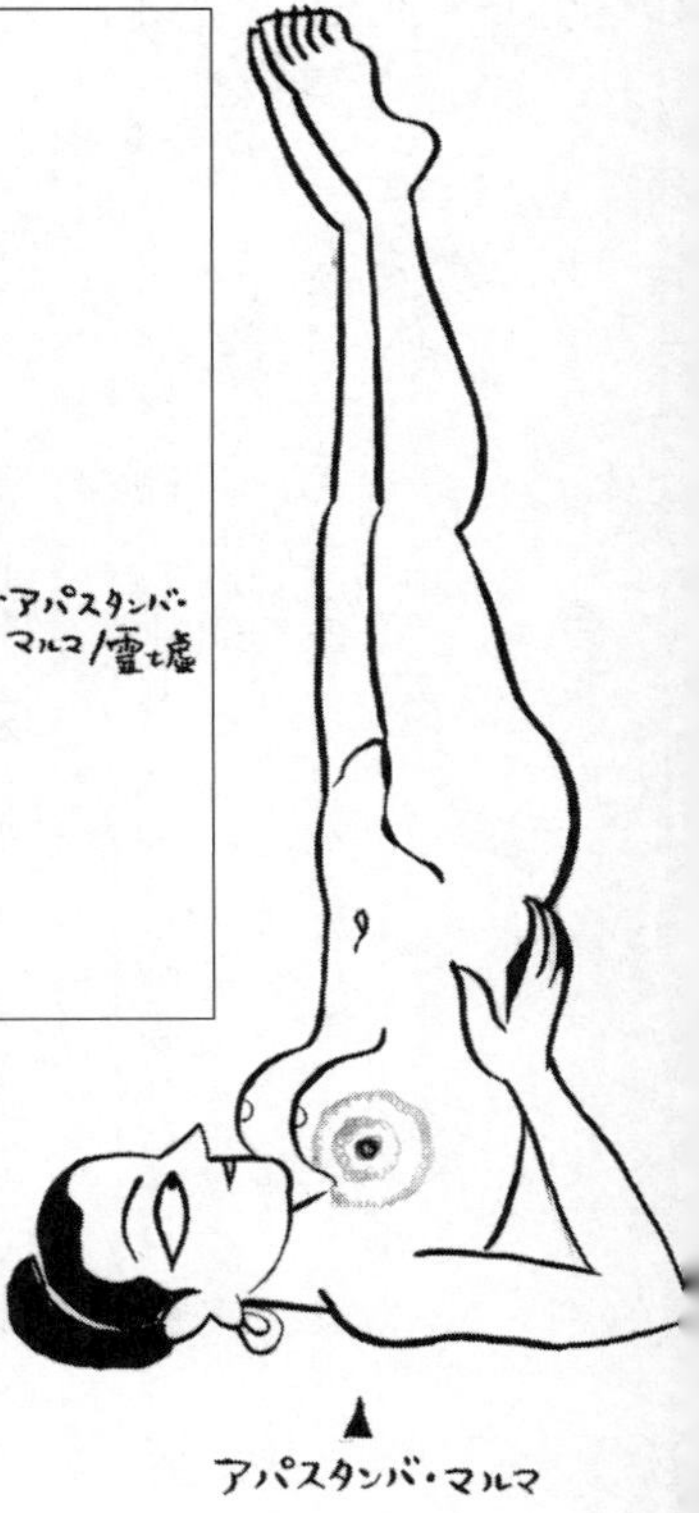

そのまんまの命名だ。

〈やりかた〉

①あお向けに寝る。手のひらを腰のあたりで床につける。

②両足を閉じ、ゆっくり息を吸いながら、膝を曲げないようにして、足を90度の高さまで持ち上げる。

③息を吐きながら両足を高く持ち上げ、両手を肩甲骨の下に持っていき、体と足が一直線に垂直になるようにする。「犂」同様、顎が胸に強く押しつけられるようにする。

④胸部のアパスタンバ・マルマに意識を集中し、ふつうに呼吸しながら、努力しないでつづけられるだけ、この姿勢を保持する。

⑤ゆっくりと元に戻す。一度にどすんと下ろしてはならない。

⑥あお向けのまま、しばらく休む。

〈注意点とコツ〉

○③の姿勢では、肩と床が直角になっていること。

○初心者は苦しくなれば、すぐにやめること。ガンバらないことが、ヨーガの秘訣でもある。

○甲状腺機能亢進症、心臓疾患、高血圧の人は、アーユルヴェーダの知識のあるヨーガ教師と相談してください。

〈アパスタンバ・マルマ〉

アパスタンバは「柱を離れた」の意で、「胸の両側の気息を送る管」と説明される。ならば、こんにちの解剖学でいう気管支本管とみて誤りはない。場所的には、中国の霊墟《れいきょ》に一致する。乳首の2指幅ほど上の肋骨の間を指でさぐる。胸骨に接するあたりが、このマルマだ。

呼吸にかかわる器官であるため喉のヴィシュッダ・チャクラに属するが、心臓に近いという場所柄、アナーハタ・チャクラとも密接にむすばれている。『スシュルタ本集』には、断末魔の結果、「肺臓内の空気、咳、および呼吸困難により死亡」

とある。この記述は重要である。肺臓内の空気、咳、および呼吸困難により死亡――というのは、古代インドでもっとも恐れられた〝ショーシャ〟という病気を説明するときの定形文だからだ。ショーシャがこんにちのなんの病気であるかには各説ある。ふつうは肺結核であるとされるが、エイズに似た免疫不全の病ではないかともいわれている。

そして、アパスタンバの断末魔が肺結核やエイズの末期に似た症状をみせるのであれば、このマルマを適切に刺激してやれば、免疫機能を促進させる、という理屈になる。

〈効果〉

ヨーガでは、逆立ちして、重力をいつもと逆に受けると、時間が逆流する、といわれている。エントロピーの増大がくい止められ、減少に向かう。かんたんにいえば、老化がストップし、若化する、ということだ。SFじみた表現が気に入っている。

重力の影響を逆転させると、日常生活では、体の上にある器官により多くの血がめぐることはたしかだ。頭や首あたりのすべての器官は、新鮮な血液の流入によって活気づけられ、浄化される。

この体位では、胸に顎を押しつけることによって、頭に血液が流れすぎないようにしている。そのぶん、甲状腺、扁桃腺、耳腺、気管支、免疫にかかわる胸腺などは、新鮮な血液とプラーナで洗われる。ために「肩立ち」は、これらの器官にとって、もっとも効果的な治療法、免疫促進法、そして若返り法であるとされる。

さらにこの体位は、静脈瘤に特効がある。痔にもよい。病的に腫れた静脈は元に戻り、血管壁は正常に収縮するようになる。

15.「獅子」で美顔になろう！

シュリンガータカ（脳神経）マルマ

獅子の体位（シンハ・アーサナ）：美顔効果に速効性あり。また、目、耳、鼻、舌を活性化する（図㉔）。

〈アーサナの意味〉

シンハは「獅子」。古代、ヨーロッパから西アジア全域にかけてひろく棲んでいたが、現在はインドのみに生息するアジアライオンである。アフリカライオンは群れたがるが、獅子は虎に似て孤高な存在だ。

獅子舞のルーツは4000年前の古代オリエント。アーリヤ系のヒッタイト帝国に始まったとされている。かの地では獅子は太陽神の象徴だった。日本の神社を守護する狛犬《こまいぬ》もその遺伝子をひきついでいる。狛犬はイヌといっても、じつは獅子のこと。獅子を知らない日本人は、舶来の獅子の像を見て、高麗《こま》の犬と勘違いしたのだ。獅子の生息しないカンボジアのアンコール・ワットも獅子の像によって守護されている。

かように、獅子の神聖なイメージはアジア全域に伝播した。

インドでは、シヴァ神の妃のパールワティー女神のシンボルが、獅子である。この女神（シャクティ）が戦闘的なドゥルガーという女神に化身するとき、獅子を乗りものとする。獅子にまたがった女神は、舌をベロンと突き出している。ちなみに彼女は絶世の美女である。

「魚」に化けたヴィシュヌは、「獅子」にも変化《へんげ》した。といっても、体は人間。顔

図㉔獅子の体位［シンハ・アーサナ］

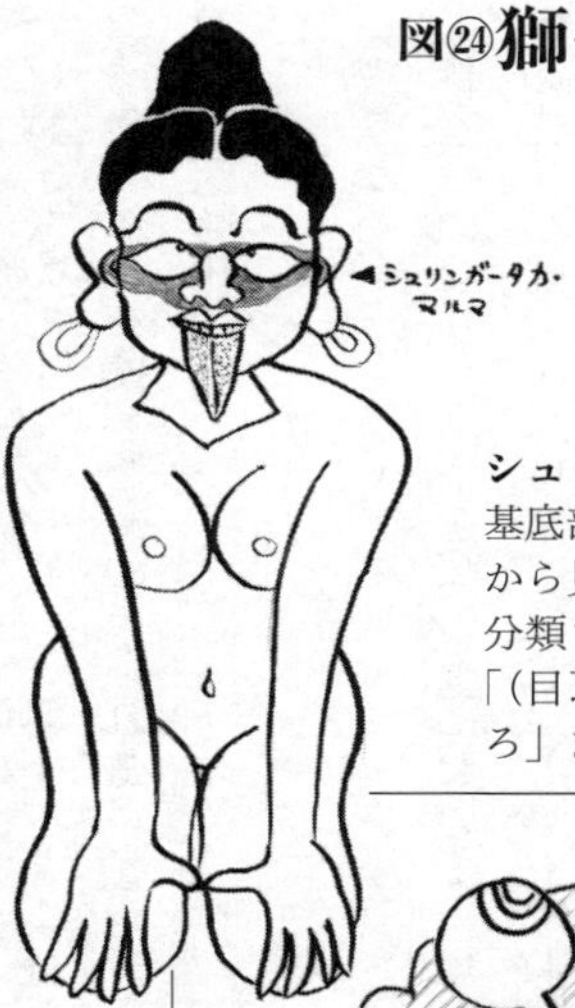

舌をベロンと思いっきり突き出す。それだけで頭部のすべてのマルマが活性化される。感覚器官をつかさどる脳神経を刺激する唯一の体位でもある

シュリンガータカ（脳神経）マルマ：脳基底部に位置する感覚神経群（頭蓋底部から見たところ）で「脈管のマルマ」に分類される。〝シュリンガータカ〟とは「(目耳鼻舌の）４つの道の交わるところ」または「(視神経の）十字路」の意

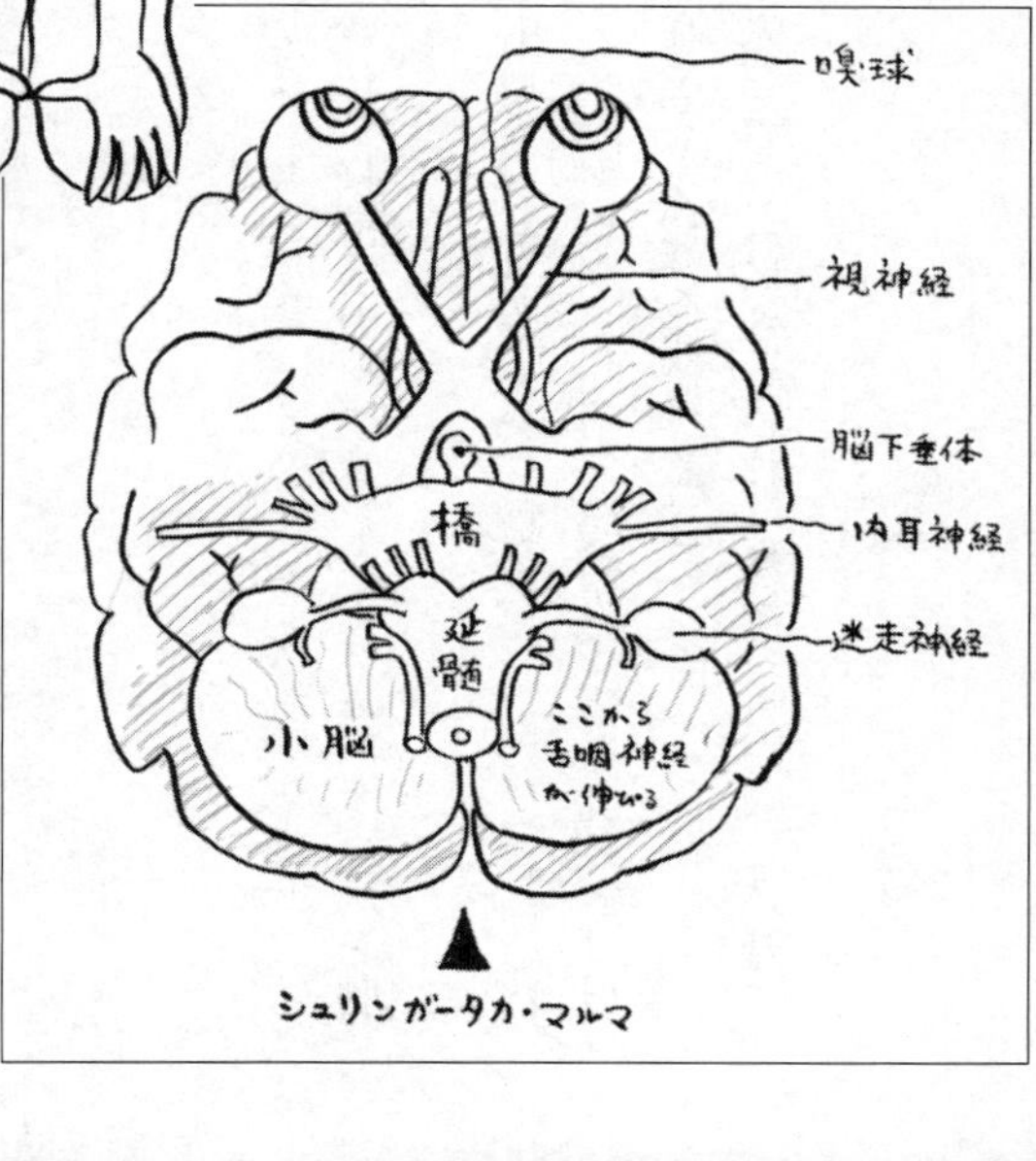

だけ獅子なのでナラシンハ（人獅子）とよばれる。シンハ・アーサナはこのナラシンハのすがたを模したものとされる。顔だけ獅子にする。目をひんむいて、舌をベロンと突き出す。

〈やりかた〉

①膝立ちになり、両手を膝の上において、息を吸う。そのとき舌を後ろへまいて、舌の先を、喉の上に向かう穴にさしいれ、脳神経のシュリンガータカ・マルマを刺激する。
②息を吐き、同時に思いっきり舌を出して、「ア〜〜〜」と唸《うな》る。
③息を吐いたら、顎を胸につけて、グダ・マルマ（肛門）を締め、背を反らす。目を大きく開いて真上を見つめる。これを5〜10秒保持する。
④舌を戻して口を閉じ、ふたたび舌先を喉の穴にさしいれ、鼻から息を吸い込む。
⑤10回ほどくり返す。

〈注意点とコツ〉

○③で「目を大きく開いて真上を見つめる」ときの真上とは、アディパティ・マルマのことである。またグダ・マルマを締めるときは、「肛門に侵入してきた異物を括約筋でねじ切る」つもりで力をこめる。これで、天地のマルマにスイッチが入る。

〈シュリンガータカ・マルマ〉

シュリンガータカとは「4本の道の交差点・十字路」の意。『スシュルタ本集』では「舌と鼻と目と耳の4つの路が口蓋と出会う箇所」と説明される。現代のアーユルヴェーダの説明書に「上後壁または鼻中隔に相当」とあるのをみたが、これはどう考えても、

――脳の基底部に見られる脳を起点とする神経系

すなわち、脳神経である。鼻からの嗅球、目からの視神経、耳からの内耳神経、舌から小脳に伸びる舌咽神経、さらに心臓や肺、腹部の器官をつかさどる迷走神経などが含まれる。複雑怪奇な首の組織とことなり、それぞれ目や耳や鼻や舌につながる脈管（神経）が、幾何学的ともいえる明瞭さで配線されている。これぞ〝シュ

リンガータカ〟の語感ともマッチする。左右の目とつながる脈管は「十字に交差」している。

インドでは屍体は最大のケガレとされたため、アーユルヴェーダ医師も死体解剖を行わなくなったが、古代の外科医はさかんに解剖実習をしていた。脳神経のありかを知っていても不思議はない。

アージュニャー・チャクラに属するマルマで、断末魔の結果「即死」する。

むろん、対応するツボはない。

この部分を鍛え上げるのが、「獅子」である。

〈効果〉

首の筋肉をよく動かす結果、ただちに血液供給がよくなる。首の組織やマルマは健全になり、喉頭、咽喉は特別なマッサージを受ける。甲状腺と副甲状腺が強化される。唾液の分泌がよくなり、若返りホルモンのパロチンを湧出する。咽喉は浄化され、初期の扁桃腺炎はすぐに治る。

イビキにもよい。口蓋垂《のどちんこ》が喉に入ると、気道がせばまり粘膜振動によってイビキが出る。老化や飲酒、疲労でそうなりやすい。「獅子」は軟弱な口蓋垂に活を入れる。つまり、口蓋垂のゆるみを直し、喉に落ちこむのを防止する。しかし、「獅子」の特徴は、眼、耳、鼻、舌の神経マルマ、シュリンガータカを活性化させる唯一の体操である、ということだ。

聴力が増す。鼻が通る。舌が利く。そして目にいい。

現代人は目の使いすぎだ。なんとなく目がショボショボする、涙が出る、目が乾燥する、物が二重に見える、というのは、目が疲れている証拠だ。

目が疲れを感じたら、はい、目薬――はマルマ・ヨーガで時代遅れにしたい。「獅子」がどんな高価な目薬よりもよく効く目薬を出してくれる。

そして、もうひとつ。「獅子」のほかにはない特徴は、顔面体操である、ということだ。

この体位は、シュリンガータカだけではなく、耳の後ろのヴィドゥラ（中国の翳風《えいふう》）、眉の中のアーヴァルタ（該当するツボはない）、こめかみのシャンカ（客主人《きゃくしゅじん》）、その上のウトクシェーパ（頭維《ずい》）など、頭部にあるありとあらゆるマルマを刺激する。結果、顔の血色をよくし、シワを伸ばし、皮膚を滑らかにする。顔の筋肉を鍛え、表情を生き生きさせる。美顔になる、ということだ。筆者は、パールワティー女神の美貌の秘密も「獅子」にある、とにらんでいる。速効性のある体位のひとつだ。女性は肌がきれいになり、表情も美しくなる。美人に化けたければ「獅子」。どんな化粧品より、ずっと効く。

連続体位

16.「大魔神」で病魔をやっつけよう!

アパラーパ（腋窩《えきか》）マルマ

大魔神の体位（ヴィーラバドラ・アーサナ）：バランス感を養い、全身をスマートにする。血液浄化作用があるため慢性病の予防にもよい（図㉕）。

〈アーサナの意味〉

この体位を「英雄のポーズ」としているヨーガ本をよくみるが、「英雄」では雰囲気がよく伝わらない。ヴィーラはたしかに英雄、戦士をいうが、ヴィーラバドラとなると、シヴァ神の忿怒身《ふんぬ》をさす固有名詞である。「大魔神」あたりがよかろう。

シヴァ神の愛妻サティー（パールワティーの前生身）が、焼身自殺をとげた。サティーの父で神々の司祭をつとめるダクシャが、神々が集うなかで、婿のシヴァをおおいに侮辱したことが原因だ。じぶんへの悪口には耐えられるが、愛妻の死には、ガマンのリミッターがぶち切れた。彼は恐怖の大魔神ヴィーラバドラに化身した。そして、神軍を蹴散《けち》らして、義父ダクシャを殺した（のちに生き返らせる）。

ヴィーラバドラは、すべての神々が束になっても勝つことのできない、ヒンドゥー教最強の神格である。後期仏教タントラ（密教）で崇拝されたヘーヴァジュラなどの怒れるホトケたちは、すべてヴィーラバドラのコピーである。

ヴィーラバドラを流祖とする武術は多い。ケーララ州の北派カラリパヤットもそのひとつ。本書に書いたマルマの知識も、ほとんどがカラリの武術医師たちに教えられたものだ。そして興味深いことに、この武術の基本となる型をダイジェストしてみせたのが、このヴィーラバドラ・アーサナなのである。「弓」とともに、ダヌワン・クラマ・プラクリヤー系アーサナの典型といえる。

図㉕大魔神の体位［ヴィーラバドラ・アーサナ］

両手をそろえてまっすぐ頭上に伸ばす、腰をするどく切る、片足立ちし体幹を床と平行にするなど、3つの体位で構成

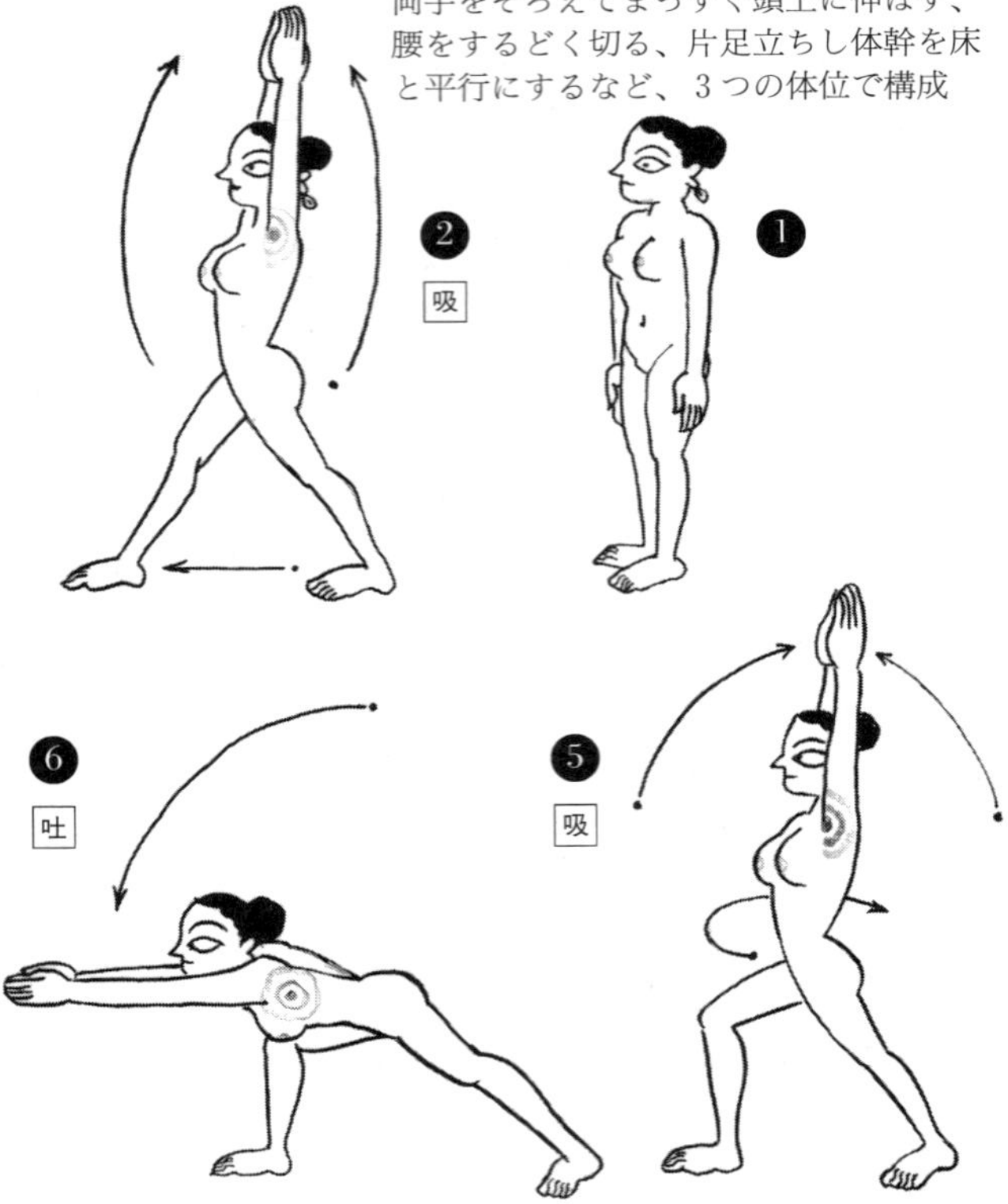

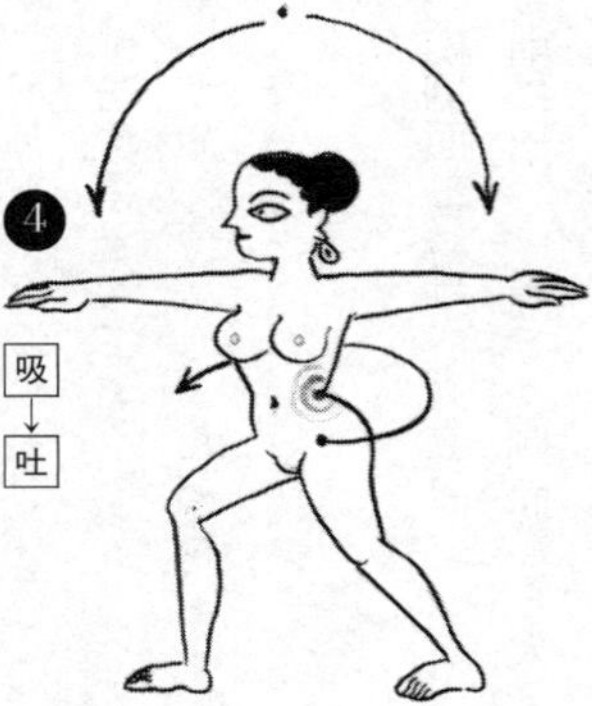

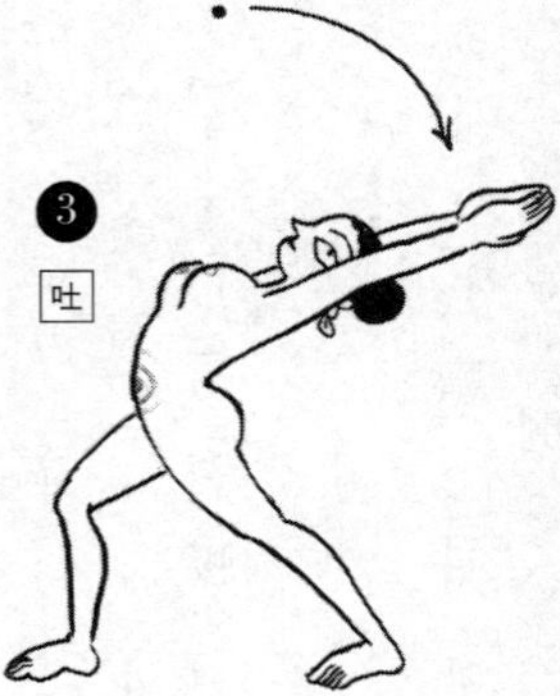

アパラーパ（腋窩）マルマ：腋窩の中央に位置し、「脈管のマルマ」に分類される。血液浄化のマルマとされる

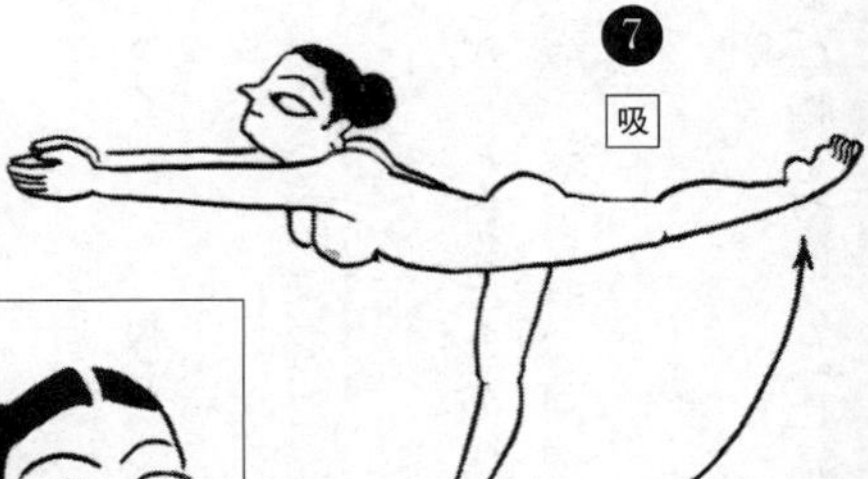

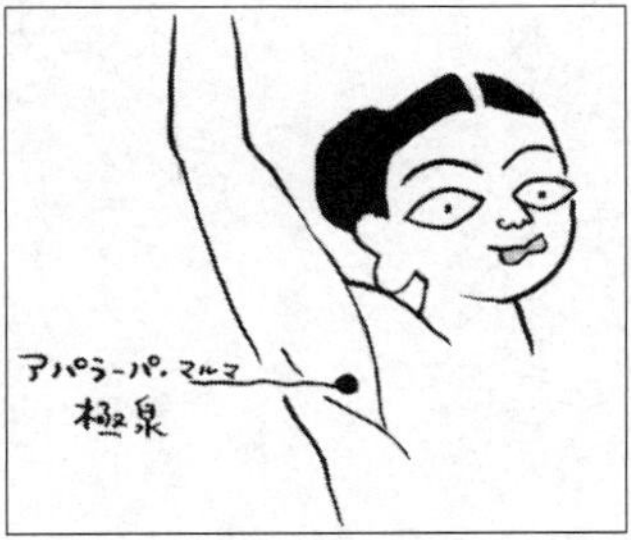

ちなみに、ケーララのおとなりタミル・ナードゥ州の武術は、ほとんどが聖仙アガスティヤを流祖としており、アガスティヤ・ナマスカーラ、アガスティヤ・アーサナという型や体位法もまたある。

〈やりかた〉

①手を体の側面につけて直立。
②右足を前に出し、両手を側面から大きく回すようにして、頭上で合掌（吸息）。両脇のアパラーパ・マルマに意識を集中。
③右前屈立の姿勢をとり、上半身をできるだけ後ろに反らせる（吐息）。ふつうの呼吸で10～15秒静止。臍のナービ・マルマの領域に意識を集中。
④上体をまっすぐにし（吸息）、腰を右に回しながら、合掌手を前後に下ろす（吐息）。このとき、両脇のアパラーパ・マルマに意識を集中して、両腕と両肩が一直線に並ぶようにする。
⑤上体をまっすぐにし、頭上で合掌（吸息）。
⑥合掌手のまま上体を前に倒していき、大腿の上に胸をつける（吐息）。

⑦右膝を伸ばしながら、左足をゆっくりと上げ、体が床と水平になるようにする（吸息）。

〈注意点とコツ〉

○③、⑦ではふつうの呼吸で15秒ほど姿勢を保持する。
○集中ポイントは、体位とともにじゃっかん移動するが、だいたいはアパラーパ・マルマに集まるようにできている。

〈アパラーパ・マルマ〉

〝アパラーパ〟は「隠されたもの、秘密、秘儀」の意。ふだんは腕で隠れている腋窩の中央に位置するマルマである。このあたりは血管に沿って複雑な神経叢があるため、こんにちの外科手術でもメスを入れるのは危険な場所とされている。中国の極泉《きよくせん》と一致。アナーハタ・チャクラに属するマルマで、断末魔の結果、「血液中に膿が生成して死亡」
逆にいえば、血液浄化に効果がある、ということである。このマルマは「大魔神」のように腕を上げ、この部位を張ったときに、活性化する。

中国では、腕から脇腹にかけての痛みや肘の冷え、痛み、頸肩腕症候群などに効果があるとされ、心臓病、不安や心配からくる胸さわぎ、動悸、からぜきにも使われる。

〈効果〉

バランス感がよくなり、脚線を美しくする。

マルマ効果により、血液を浄化して、糖尿病、その他の慢性病を予防する。ストレス解消にもいい。

17. 「ラーマ礼拝」で不屈の戦士になろう!

ヴァスティ（膀胱）マルマ

ラーマ礼拝（ラーマ・ナマスカーラ＝ワイクーの基本型）：生殖器の病気、とりわけ婦人科系の病気に効果あり。男性のインポの治療や精力増強にも効く（図㉖）。

〈アーサナの意味〉

ラーマ・ナマスカーラ。「ラーマ礼拝」の意だが、じつはここに描いたのは、ムエタイ（タイ式ボクシング）で試合前におどられるワイクー・ダンスの基本型である。インドのヨーガなのに、ムエタイなんて反則じゃないか、といわれるかもしれないが、ワイクーの動作は、先述のアガスティヤ・ナマスカーラにたいへんよく似ている。歴史をただせば、当然といえる。

ワイクーはワーイ・クルーが縮まった口語。ワーイはタイ語で礼拝すること。クルーは梵語のグルに由来する語で、先生。すなわち、拝師の儀礼がワイクーだ。そして、現在のムエタイ、そのもとになったシャム拳法の〝パフユッ〟……と遡っていくと、その流祖は、インド叙事詩のラーマ（ヴィシュヌの化身）、およびその乗りものである神鳥ガルダということになっている。

現在クラシック・ムエタイとよばれることの多い〝パフユッ〟の名も、「素手の格闘術」を意味する梵語の〝バーフユッダ〟のタイ訛《なま》りだ。

タミル系武術と医術のセットは、カンボジアのアンコール王国を通して、15世紀のシャムのアユタヤ王国に伝えられた。

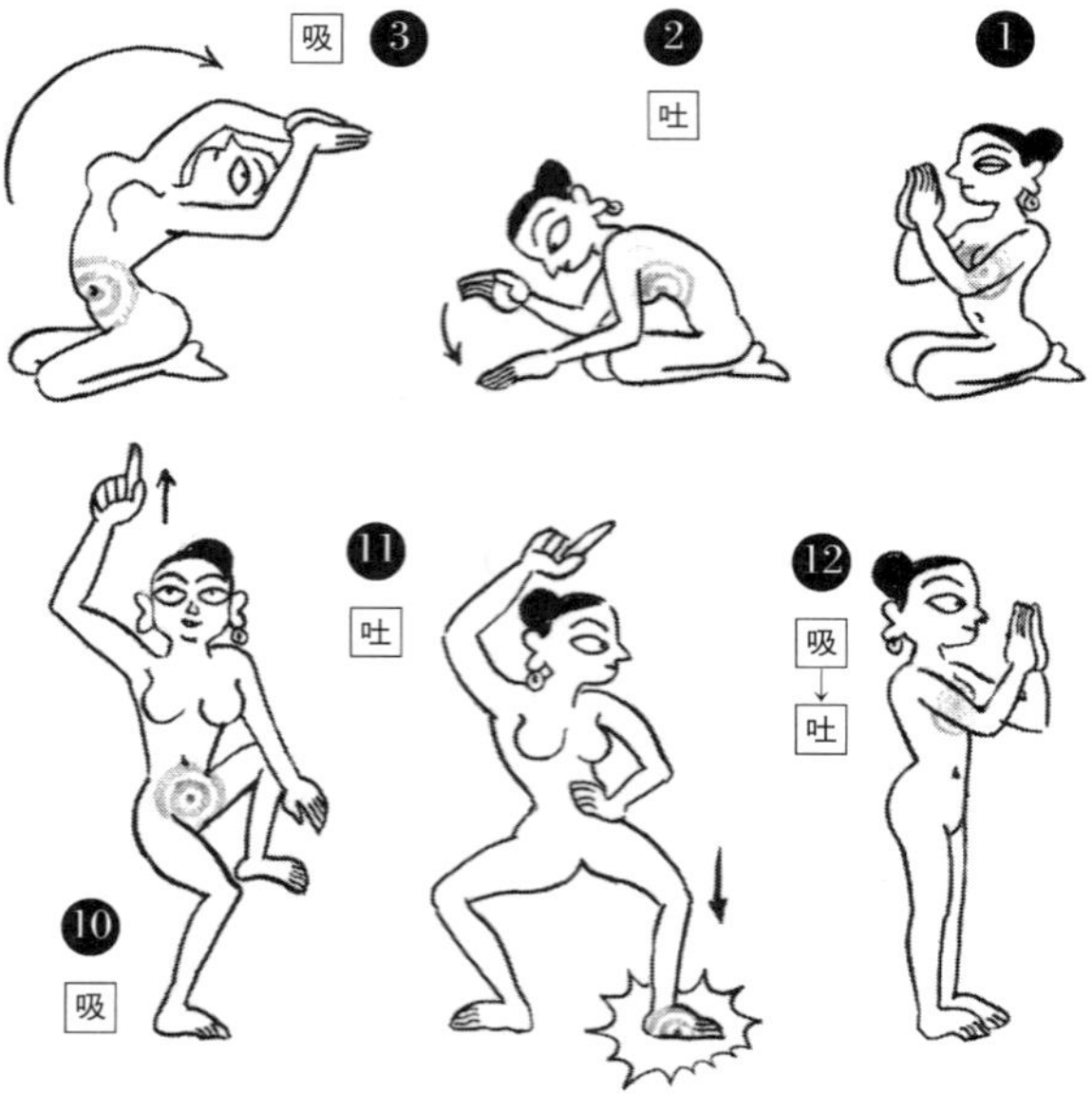

図㉖ラーマ礼拝の体位 ［ラーマ・ナマスカーラ］

アーサナには、武術の型や踊りのように行うダイナミックなものもある。意外なところではワイクー、つまりムエタイ（タイ式ボクシング）の儀礼の舞もそうだ。ひとつひとつの動作を見ると、ヨーガのアーサナに一致する。ムエタイも、師資相承を遡っていくとインドに辿りつくから、それも頷ける

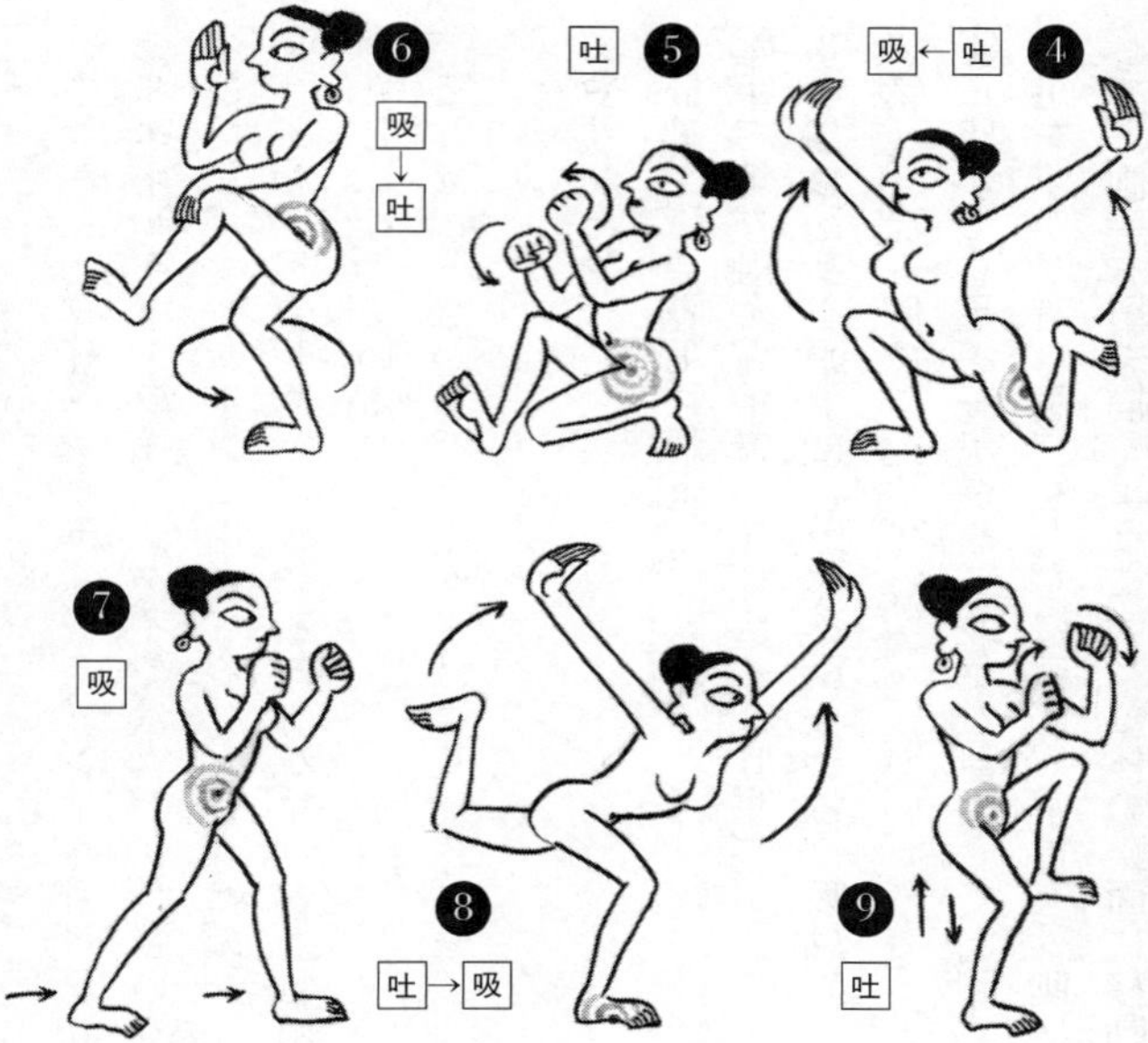

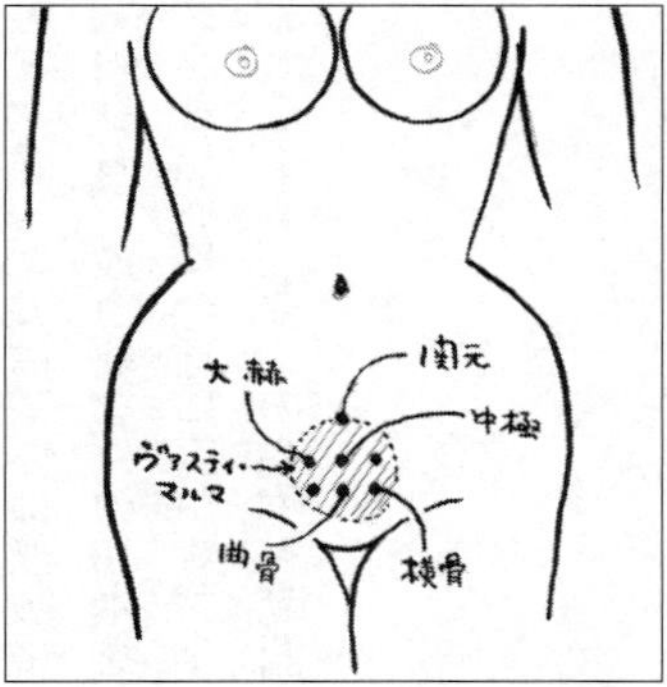

ヴァスティ（膀胱）マルマ：膀胱のことで「靭帯のマルマ」に分類される。その範囲内には中極、関元、曲骨、横骨、大赫などのツボがおさまっている。中国では、多くの経絡がこれらのツボで交差している、とされる。いわゆる丹田がこのあたりだ

ちなみに、タイ・マッサージもインド系だ。タイ・マッサージでは、体に無数にあるエネルギー・ライン（タイでは〝セン〟という）のうち、最重要なもの10本を選びだし、マッサージに用立てる。センは臍のチャクラを起点に全身に広がるプラーナ・ネットワークで、ハタ・ヨーガでいう主要脈管と重なる。センの名称も梵語がもとになっている。

それは、ともかく、ワイクーはよく効く。

〈やりかた〉

①正座し、合掌して瞑想。

②手で地を触れ、地霊に礼拝する（吐息）。

③合掌した手を頭上に、上体を反らせる（吸息）。

※②、③を3回くり返す。

④正座から右足を一歩進め、左足を浮かせて右膝立ち（吐息）。体重を前足にかけ、左足を浮かせる。両腕を左右に広げ、手首を外側に折り曲げ、指をピンと張る。そして、両手を円を描くように回して体の正面に移動させる（吸息）。「神々が空を飛

ぶすがた」。
⑤重心を後ろ足に移し、左かかとの上に尻を乗せる。右爪先を上方に反らせ、両手を糸巻きのように3度回転（吐息）。［梵天の創造行為を示す動作」。
※④の腕を体側から正面に移動させる動作と⑤を3回くり返す。
⑥起立する。（吸息）右膝を曲げて重心を沈め、左膝を上げる。左手を左膝にあてがい、右手を顔の前に立てる「防御の構え」をとり、左に180度回転する（吐息）。
⑦左足を下ろすと同時に、摺り足で2、3歩前進（吸息）。
※左右をかえて⑥、⑦と同。これを3回くり返す。
⑧右足に体重をかけて前傾、左足を後方に浮かせ（吐息）、両手を左右に広げ、④同様に円を描くようにして胸前に移動させる（吸息）。［ハンサ鳥またはガルダが空を飛ぶすがた」。
⑨左膝を前方に突き上げ（吐息）、右膝のバネを使って体を上下させながら、両手で糸巻き動作をする（ふつうの呼吸）。
※左右を換えて⑧、⑨と同。これを3回くり返す。

⑩右人さし指を上に伸ばす（吸息）。［ヴィシュヌ神またはラーマが円盤を回す動作］。
⑪左足を、どん、と踏み下ろす（吐息）。［ヴィシュヌ神またはラーマが円盤を放つ動作］。
⑫合掌して終える。

〈注意点とコツ〉

ヒンドゥー教の英雄神ラーマにまで遡る武術の師をたたえる行為がワイクーだ。同時にそれが武術の攻防をしめす型であり、一種のヨーガ体位法ないしは気功にもなっている。試してみれば、中心軸をぶらすことなくこれを行うことがいかに困難なことか、おわかりになると思う。気を臍下《せいか》のヴァスティ・マルマにおとすことが肝要となる。

〈ヴァスティ・マルマ〉

〝ヴァスティ〟は「膀胱」の意で、断末魔の結果、

「1日以内に死亡。ただし結石除去のための切開を除く」とある。性器のすぐ上の下腹部で、臍のマルマと同じだけの面積がとられている。

スワーディシュターナ・チャクラに属する。

このマルマは、生殖器の病気に効果があるとされ、とりわけ婦人科系の病気によく効く。男性のインポの治療や、強精にもよい。

また、スワーディシュターナ・チャクラとの関連から、座骨神経痛にも効果がある。

このマルマの範囲内には、中極《ちゅうきょく》、関元《かんげん》、曲骨《きょくこつ》、大赫《だいかく》などのツボがおさまっている。

〈効果〉

ここは私事を書かせていただく。

ろくな身体ケアもせずに、スパーリングしたり、サンドバッグを撃ったりするような武術や格闘技のトレーニングを長くやっていると、かならず後遺症が出るということだ。

筆者もの書きになり、そういう稽古と縁遠くなってからのことだが、後遺症に悩まされた。

腕がしびれて、手がぶるぶる震える。

さらに、座骨神経痛。とくに左足のアキレス腱の上あたりに、重く鈍い痛みが疾《はし》る。

症状から病因は察せられた。発勁《はっけい》とまわし蹴りの稽古のやりすぎ、だ。

発勁といっても、筆者のはインド武術のものだ。要は下っ腹にたくわえたプラーナを、拳や掌《て》から一気に放出するテクニックである。このとき、プラーナの塊が腕のエネルギー・ラインを通りぬけてゆく様子をありありとイメージする。秘訣のひとつだが、このとき使うのと同じラインがしびれるようになったのだから、疑いようがない。

また、タイ式のまわし蹴りでは、スネの下の部分で撃つ。筆者は、部屋にスタンディングバッグを置いて、まわし蹴りの基礎である左ミドルの稽古に励んだ。のちにそのヒットポイントの、ちょうど真裏の部分が痛むようになったのだ。

かような後遺症にくわえて、格闘技の稽古にケガはつきものである。ために由緒ある古武術は、日本でも、中国でも、例外なく医術がセットになっている。セルフ・ケアもある。いわば、稽古の〈烈《いさみ》〉に対する〈癒《いやし》〉であり、両者はコインの両面のように一体であらねばならない。

インドでは、どんな武術流派も、型をダイジェストした体位法やダヌワン・クラマ・プラクリヤーを中心としたアーサナ、およびセルフ・アビヤンガで体をととのえる。先生がマッサージしてくれる。

ところが筆者は、日本で、インド武術のひとり稽古をつづけるうちに、〈癒〉をおろそかにするという、我流にありがちな過ちをおかしてしまったのだ。

武術・格闘技のプラクティスが健康を害するのであれば、そのシステムじたいに問題がある。さらにいえば、〈癒〉がペアになることによって、はじめてそのシステムは「伝統武術」にして、文化の名に値するものになろう。

この分野は、現代スポーツでは、アメリカ発の〝スポーツ医学〟が代行するようになった。現代医学にもとづくゆえ〈気〉の概念が欠落しているところに、伝統武術の〈癒〉との差異がみられる。

対して、ムエタイは現代格闘技の範疇《はんちゅう》にふくめられるものの、古武術から継承した〈癒〉が組み込まれている。

たとえば、豊富なマッサージ・テクニックがある。試合の後には下剤を服《の》んで、体に過剰にたまったアドレナリンを浄める。アーユルヴェーダの知識があれば、それらがインドに由来することはすぐに知れる。

そして、このワイクー。

筆者は、これを行うことによって、前述の後遺症を克服したのだった。

18. 「太陽礼拝」で心の闇を追いはらおう！

フリダヤ（心臓）マルマ

太陽礼拝の体位（スーリヤ・ナマスカーラ・アーサナ）：全身のスタミナをつけ、体を丈夫にし、精神統一をはかることができる（図㉗）。

〈アーサナの意味〉

スーリヤは「太陽」、ナマスカーラは「おじぎ、礼拝」。

地球上の生命は、すべて地球を構成する物質からできている。生命体は、食物連鎖からできている。食物は地球の物質以外のなにものでもない。しかし、太陽からの熱がなければ、地球の生命は成立しない。

たとえば、われわれ人間の体は、60兆個もの細胞からなっている。細胞は液晶のような構造をもっていて、そのひとつひとつが生きるためのエネルギーを蓄えている。そのエネルギーは太陽エネルギーが食物にすがたを変えて摂《と》りこまれたものだ。究極的には太陽エネルギーといえる。

この体位は、そんな観念を祈りのすがたで表したものだ。

12のアーサナの連続ポーズからなる。これらは太陽の黄道帯の12宮に対応している。天空を旅する太陽は、これらの宮のひとつひとつに順に宿って、時間をつくりだしている。

〈やりかた〉

①「合掌」：両足の爪先をそろえて、まっすぐにリラックスして立つ。そして合掌。足の裏全体に体重をかけ、ゆっくりと呼吸をととのえる。目を閉じてみる。緊張し

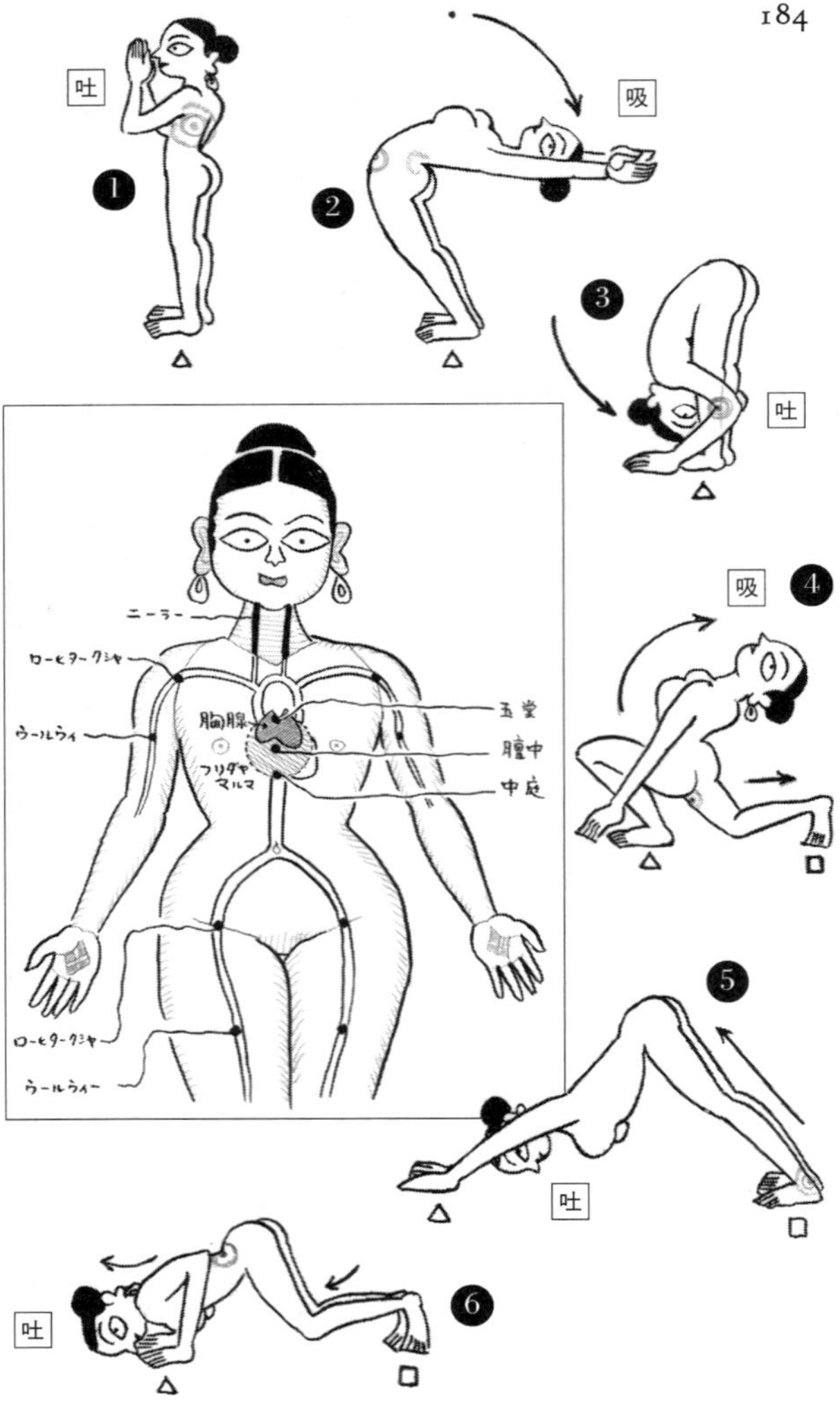

吐
1
吸
2
3
吐
ニーラー
ローヒタークシャ
ウールウィ
胸腺
フリダヤマルマ
玉堂
膻中
中庭
ローヒタークシャ
ウールウィー
吸
4
5
吐
吐
6

図㉗太陽礼拝の体位

［スーリヤ・ナマスカーラ・アーサナ］

前後に曲げられる脊髄を通して、すべての神経がやさしく刺激される。血液の循環をよくすることによって、体中の細胞に栄養が送りこまれる

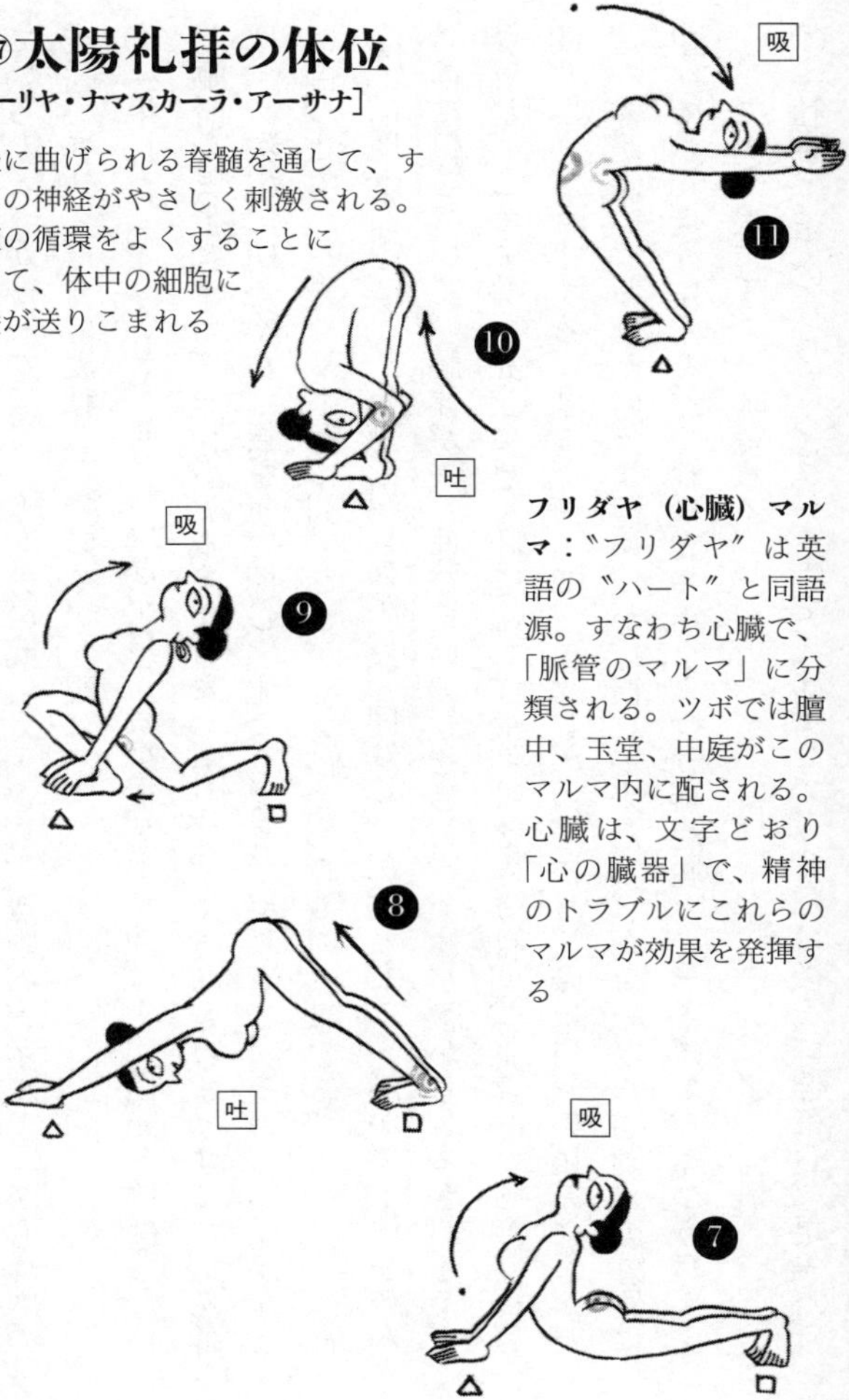

フリダヤ（心臓）マルマ：〝フリダヤ〟は英語の〝ハート〟と同語源。すなわち心臓で、「脈管のマルマ」に分類される。ツボでは膻中、玉堂、中庭がこのマルマ内に配される。心臓は、文字どおり「心の臓器」で、精神のトラブルにこれらのマルマが効果を発揮する

すぎていたり、精神が集中していない場合は、体がぐらつくから、精神統一ができているかどうかがわかる。1〜2分の間「太陽から、無限のエネルギーが心臓内の空間（フリダヤ）に流れこんでいる」と観じる。

②「半月」：ゆっくりと息を吸いながら、合掌手を上に伸ばす。指先を伸ばし、腕と胴体がそれにつれて一直線になるようなつもりで、できるだけまっすぐに体を伸ばす。次に、ゆっくり、腰を前に押し出すような形で反り返る。そのさい、かかとを合わせて、足先をV字形に開くことがコツ。3〜5秒間保息する。

③「前屈」：ゆっくりと息を出しながら、伸ばした腕とともに、静かに上体を腰から前に倒していく。胴体が長く伸びていく。そして、上体が腰からぶらさがるような感じ。この姿勢で完全に息を吐き出し、最初は2〜3秒間、上達したら30〜60秒間くらい、静止する。楽な気持ちで、首すじの力を抜き、頭は自然の重みにまかせる。体が硬いうちはそのままでいいが、慣れて来たら、両手のひらを両足の外側に並べておくようにする。これは立ったまま行う「前屈」のポーズで、ふつうパーダ・ハスタ（足に手）とよばれる。

④「牡牛」：手のひらをつけたままで、片足をできるだけ後ろに伸ばし、足先だけ

が床についているようにする。ついで息を吸いながら後ろの膝を地につけ、ゆっくりと上体を反らせていく。それにつれて前の膝は十分に折れ曲がる。尻は、かかとの上に座るくらいの気持ちで下げる。頭は後ろに倒し、上体が反り上がったら、そこで吸った息を止めて3〜5秒間これを保つ。このポーズは犂をひいて大地を耕す牡牛に捧げられたもので、ヴリシャ・アーサナ（牡牛の体位）とよばれる。

⑤「三角」：前に出していた足を引き、両足がまっすぐそろうようにする。肘は直角に曲げる（「棒」）。これを30〜60秒間続ける（最初は2〜3秒でよい）。つづけて息を吐きながら上体を後ろに引いてゆく。腕で尻を突き上げるような気持ち。あるいは誰かが肩甲骨をやさしく押してくれているような感じだ。かかとをしっかりと地につけ、アキレス腱を伸ばす。背中と両腕も直線にする。尻を頂点に脚と上体、そして大地で三角形をつくるのだ。ここで出した息を止めて3〜5秒の間保つ。ちなみに「三角」は、生産的な女性原理を象徴している。

⑥「八肢」：肘を静かに曲げていき、顔は地をなめるような感じで前に出す。そして、額、両手、胸、両膝、両爪先の八つを地につける。腹と尻は地から離れて持ち上がっている。これを、ふつうの呼吸でしばらく保つ（初心者はこのポーズは省略

して、しばらく横になって休んでから、次に移ってもよい)。

※なお、この連続体位のほぼ中間にくるこのポーズをアシュターンガ・アーサナ(八肢の体位)というが、日本では「五体投地」と訳され、大地に祈るすがたとされる。大地に身を伏せ、額《ぬか》ずいて感謝する。太陽へとはべつの、地母神や精霊への信仰がここで交差する。大地からパワーをもらう、そしてパワーを還《かえ》してゆく、というエネルギーの交換をイメージする。

⑦「コブラ」:息をゆっくり吸いながら、腹を地にゆるくつけて上体を反り上げていく。このやり方は「コブラ」と同じようにする。上体が十分に反り上がり、「コブラ」ができたら、入った息を止めて3～5秒間これを保つ。大地からエネルギーのシンボルであるコブラが出てきたイメージ。

⑧「三角」:ここでふたたび、生産原理を意味する「三角」をつくる。⑤と同じ。

⑨「牡牛」:ふたたび「牡牛」となる。④と同じ。ただし脚の左右が入れかわる。

⑩「前屈」:足をそろえ、ふたたび「前屈」する。③と同じ。

⑪「半月」:ふたたび背を後ろに反らして「半月」になる。②に同じ。そしてふたたび12番目の体位として「合掌」。①に戻る。

初心者は、以上を数回くり返すのもいい。上達するにつれて、コントロールもバランスの配分も上手になるので、ひとつひとつの姿勢をとる時間が長く、回数は少なくなる。

〈注意点とコツ〉

○明け方、夕方、天気が許すかぎり、戸外でやる。屋内で行う場合は、朝は東、夜は西を向いて行う。あるいは、太陽に面していることを想像すること。

○はだしになる。ストッキングもいけない。

○途中すこし説明を入れたが、1年の太陽のめぐりを象徴する連続ポーズのなかに、農耕的なシャクティ（エネルギー）崇拝の呪術がこめられていることがうかがえる。ハタ・ヨーガはタントラ（密教）であるため、このようなイメージをもつことが肝要となる。

○体位の変移と呼吸とが一体となるように心がけることが大切。呼吸の基本は、体を前に曲げるときは息を吐き、後ろに反らすときは息を吸う、である。

○緊張し、そして集中すべきマルマは、12宮をめぐる太陽のように変化していくが、最初と最後に心臓のフリダヤ・マルマを強く意識する。12の連続ポーズを終えたら、手をおろし、目を閉じる。このとき座ったり、「屍」になってもいい。「太陽礼拝」の成果を味わうひじょうに大切な時間である。「わたし」が心臓内部の空間に住まいしているようにイメージして、体をすっかり伸ばし切ったあとの開放感、血液の循環する感じ、呼吸のさわやかさを十分味わう。そのまま、しばらくの間、生命エネルギーが、〈からだ〉と〈こころ〉のすみずみまで行きわたり、「平和と調和」が生まれるのを感じとる。

「太陽のエネルギーは、心臓のチャクラに入りこみ、その脈管から、全身にひろがり及んでいって、消化や代謝をつかさどる火となり、死してそれらはふたたび彼方の太陽に入りこむ」

『チャーンドーギヤ・ウパニシャッド』

〈フリダヤ・マルマ〉

フリダヤとは「心臓、魂、精神」。インド人はヴェーダのむかしから、心臓のかたちをハスの蕾《つぼみ》に喩えてきた。『チャーンドーギヤ・ウパニシャッド』は、心臓をつぎのようにも詩《うた》っている。

この身の裡《うち》に、蓮華のごとき形《なり》した器あり
その内部《うち》の空間《ひろがり》、外部《そと》の宇宙《せかい》にひとしけり
それぞ、梵にひとしき霊我の住まう館《やかた》なり

心臓の内部には全世界にひとしき無限の空間がひろがっており、至高存在ブラフマンの分身たる霊我、アートマンが住んでいる、というのである。

マルマとしてのフリダヤは、両乳首の中間を中心とする直径4指幅（7〜8センチ）の円内がその範囲である。アナーハタ・チャクラに属し、断末魔の結果「即死、または1日以内に死亡」。

これは、逆にいえば、ここをたくみに刺激することによって、

――不老長生が可能になる

ということである。

心臓には、10億個からのリンパ球が住みつく胸腺という器官がよりそっている。

免疫反応の中枢だ。この胸腺から、異物を攻撃する必殺のリンパ球、いわゆるT細胞が、血流に乗って、リンパ節、脾《ひ》臓《ぞう》、扁桃腺といった免疫臓器に配られる。ならば、このマルマを賦活すれば、たしかに不老長生は可能のように思われる。

そして、免疫系とは自己から異物を排除するシステムでもある。免疫反応を「自己」と「他者」を分別するものと考えれば、この胸腺こそが「自己」の中心である、ともいえそうだ。

フリダヤ・マルマの芯は中国の膻中《だんちゅう》に一致し、のぼせて息苦しい、咳が止まらない、動悸、息切れ、胸苦しいなどの症状をやわらげる効果がある。また、肋間神経痛、慢性気管支炎、乳房痛、乳汁分泌不全などのほか、鬱病、イライラ、ヒステリーといった神経症によく効く。

〈効果〉

「太陽礼拝」は、ごくわずかな時間でできる最高の体位法のひとつである。

この体位は、背骨を前後に曲げることの連続からなっている。脊椎は柔軟、かつ弾力のあるものになる。体の柱である脊椎が強く軟らかいということは、若い健康な体を意味する。

椎骨は、やさしく揉《も》まれ、脊髄を通してすべての神経が刺激される。

また、筋肉を揉みほぐし、伸ばすことによって、すべての内臓器官によい刺激が与えられる。胸郭は開き、肺活量が増す。血液の循環をよくすることによって、体中の細胞にも栄養が送り込まれ、脳も刺激を受ける。

そしてマルマ効果によって、力強さとスタミナをつけることができる。

毎日、2〜3分の休憩を入れても、5分か10分くらいの「太陽礼拝」で、健康を守り、体を丈夫にし、精神統一をはかることができる。

要点とコツ

マルマ・ヨーガのしくみは、以上でおわかりになったかと思います。試していただいたところで、要点とコツをくり返すと、まず、

1．「頭立ち」または頭頂部へのマッサージでアディパティ・マルマ（百会）を刺激して、マルマ・システムを立ち上げること。

パソコンに似ています。そもそもコンピュータは、その開発当初からよく密教で用いる曼荼羅《まんだら》に喩えられてきました。それを考えれば、現代のインド人がこの分野にすぐれた才能を発揮していることも頷けます。後期密教では人体そのものを曼荼羅に見立ててました。この場合、パソコンのフォルダに相当するのがチャクラで、そのなかに容《い》れられたアイコンに当たるのが各マルマになります。じっさいアイコンは「神像」の意で、インドの人体図にはチャクラやマルマの位置に神仏の像が描かれている。そのマルマをクリックするには、

2．マルマに触れてみること。

これをニヤーサといいます。ふつうは親指の先で軽く指圧します。すべてのマルマが肌の上に出ているわけではありませんが、とにかく、そのあたりを触れてみる。マルマの位置を確認し、意識を集中しやすくするために行うのですから、強く圧《お》す必要はありません。

3．体位法によってマルマの位置する部位を緊張させ、その緊張感を手がかりに、意識を集中すること。

「マルマに意識を集中する」とは、2のニヤーサを手がかりに、その内部器官とし

てのマルマに意を凝《こ》らすことです。フリダヤ・マルマ（心臓）やヴァスティ・マルマ（膀胱）といった腔組織の場合は、その内部空間に侵入するような気持ちになる。そのためにも、人体解剖図鑑などで、じぶんの体の内部がどうなっているか確認することは、おおいに有益です。

「マルマとは、プラーナの座であり、〈からだ〉と〈こころ〉の交流点である」

意識することで、その部位にプラーナが通う。それが、マルマを活性化させる。

しかし、そのさいの注意として、ぜったいに無理をしないこと。「イタ気持ちいい（ちょっと痛いけど気持ちがいい）」ぐらいを目安にして、それ以上はガンバらないこと。苦しくなったら、すぐに、しかしゆっくりと、その体位を解くこと。

そして、ひとつの体位法を終えたら、またアーサナ行法の最後に――。

4．「屍」になること。

「屍の体位」が、マルマ刺激の効果を〈からだ〉と〈こころ〉に定着させるのです。

この体位のさいに意識されるのは、まず眉間のスタパニー・マルマ（じっさいは脳の深部の脳下垂体あたり）。できればその後、心臓の内部空間に意識を移動させる。

ヨーガの体位法にツボ療法をドッキングさせたのが、マルマ・ヨーガです。いや、マルマと銘うたずともヨーガには、ツボ刺激の効果がある。長年ヨーガを行じているかたであれば、その効果を実感しているはず。

しかし、マルマ・ヨーガは、なんとなくツボ、ではなく、はじめから体位法とツボ療法の相乗効果を、最大限にひきだせるように、構成されているのです。

第3章

マルマ・マッサージ法

マルマの医学（これをマルマ・アーユルヴェーダ、マルマ・チキツァーなどという）では、武術医師の行う多様なマッサージが施術《せじゅつ》の中心になります。また、男女のカップルが性結合しながら行うヨーガもありますが、その方法もマルマ・ヨーガにもとづくものです（図㉘）。

とはいえ、どちらも簡単に説明できるものではありません。

そもそもマルマの知識は、いのちのやりとりをする武術の研究から生まれたもの。マルマはひじょうに繊細です。ヘタにやればすぐにフリーズしてしまいます。「断末魔」してしまうということです。

自分の〈からだ〉でしたら、すこしずつ試しながら行うことができる。だから無理をしてはいけません。

マルマ・ヨーガや武術の修行をへることによって、自分のマルマ・システムを開発した者でなければ、医療の目的で他人のマルマを扱ってはならないのです。それが、これまでマルマの知識が極秘あつかいされ、インド人のアーユルヴェーダのお医者さんであっても、それを知る者がほとんどいないことの理由になっています。

本章では、筆者が知る範囲での、マルマ・マッサージの安全なテクニックだけを

図㉘［性ヨーガ］

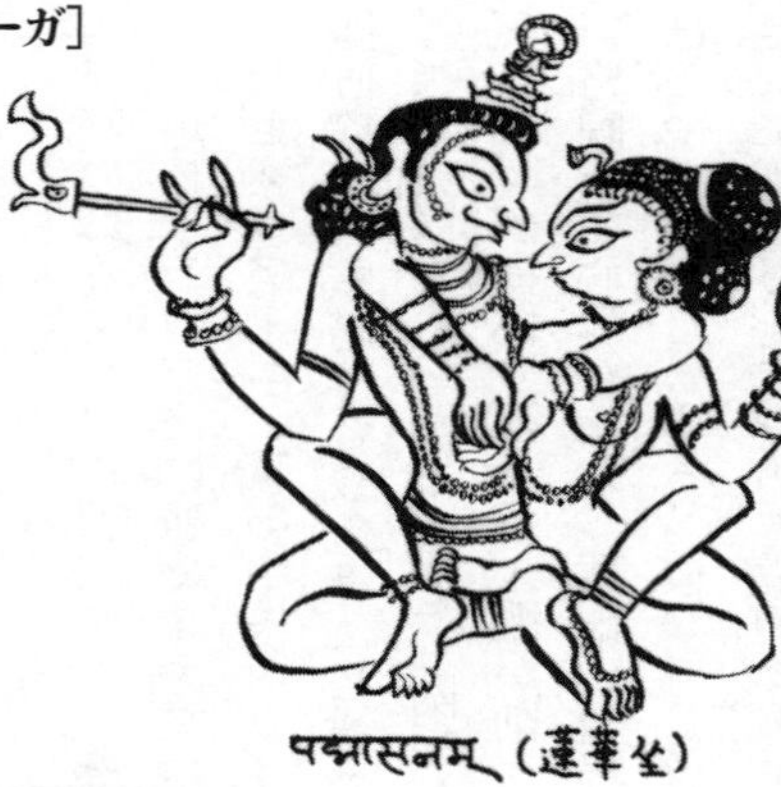

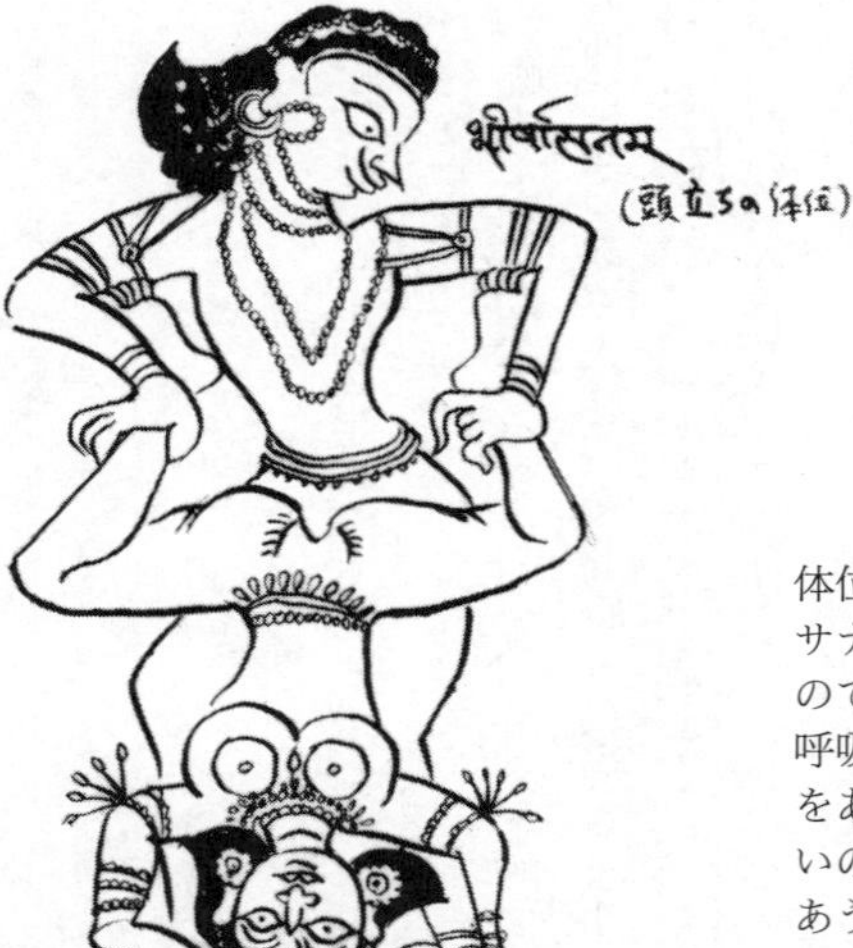

体位は、ヨーガのアーサナを組み合わせたもので、呼吸もヨーガの呼吸法を、ふたりで息をあわせて行じる。互いのプラーナが浸透しあうことによって、マルマやチャクラが活性化される

紹介します。

シャープな刺激を与えないこと

異常のあるマルマを刺激する。それが、マルマの医学の基本です。

しかし、その方法に独特なテクニックがあるのです。

たとえばアーニ。膝の中央から3指幅真上に位置するマルマで、解剖学的には大腿直筋（四頭筋）と膝蓋骨（ヒザの皿）をつなぐ大腿四頭筋腱に相当します（図㉙）。このポイントは小腸とも関係しますが、『スシュルタ本集』によると、「アーニが損傷すると、大腿が動かなくなり、ひじょうに腫《は》れる」

格闘技初心者がインド武術の道場に入門して、キックのエクササイズを100回ほどやらされたとする。彼ないし彼女が、翌朝かならず訴えるであろう症状が、まさにこれです。つまり、蹴りの稽古《けいこ》によって、

——アーニにダメージを受けた
ならば、このマルマを刺激して、ダメージを解消してやればよい。しかし、アー

図㉙［アーニ・マルマへの刺激］

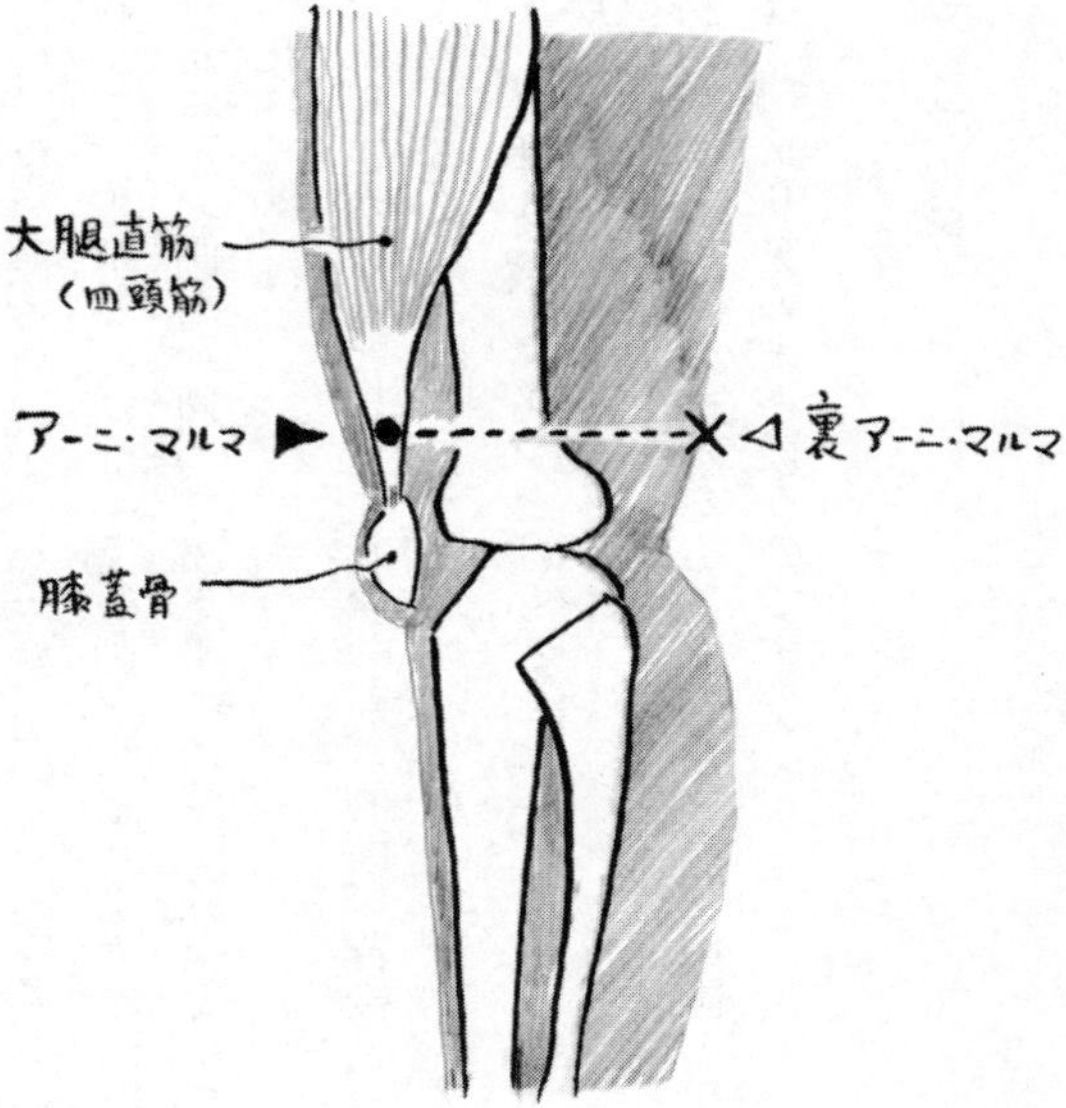

大腿四頭筋腱のアーニ・マルマとその真裏、および両者を結ぶ線が〝アーニ・エリア〟。マルマ療法においてマルマを刺激するとは、このエリアに穏やかに働きかけることで、指圧のようにぐいぐい圧すのとは異なる。マルマを直接圧すことを禁忌する場合すらある

ニをぐりぐり指圧するのとは、わけが違うのです。

このスポットには、足の後ろのちょうど反対側にも、「裏アーニ」とでもいうべき仮想点が置かれます。1章であげた「反対側を刺激せよ」の法則です。

そして、アーニから足の側面を通って裏アーニに至る線上を手で刺激すると、このマルマは励まされる。

すなわちマルマに働きかけるとは、マルマの前、側面、背後と一周するエリアをやんわりと刺激してやることであって、鍼《はり》みたいなものでシャープな刺激を与えたりはしないのです。なぜなら、マルマとはもともと「死に至る急所」ですから、シャープな刺激を与えてはならない、とされるのです。

したがって、臍《へそ》や膀胱《ぼうこう》といった面積をもったマルマは、中国のツボのようなポイントとしてではなく、エリアのまま扱うのです。

チャクラへのマッサージ

体幹部にある重要かつ損傷すると即死、ないしは1日以内に死に至るとされる大マルマ、下から肛門（グダ）、膀胱（ヴァスティ）、臍（ナービ）、心臓（フリダヤ）、首にある頸動脈（ニーラー）その他の脈管、眉間（スタパニー）、頭頂孔（アディパティ）の抽象化されたものがチャクラ（図㉚）であることは、すでに述べました。

それらの部位は、やさしく円を描くように、ゆっくりとさするのが基本です。マルマ同様、強く押さえたりしてはならない。そんなことをしたら、プラーナが混乱してしまいます。武術医師は、ときにチャクラやマルマをぶんなぐったり、突《つ》いたりしてプラーナをパニックに導き、逆にその部位のプラーナの通りをよくすることもありますが、それは経験豊富な彼らだからこそできること。われわれは、ひたすら過保護に扱ってやるべきです。

以下は、武術医師が患者の全チャクラをトータルにマッサージを行うさいの順番ですが、個別に集中的にマッサージしてもよい。

1．頭頂のサハスラーラ・チャクラを刺激することによって、ほかのチャクラも開いてやります。

2．臍とその裏のマニプーラ・チャクラを同じように刺激します。この領域がプラーナ・ネットワークの根っこであるからです。全身の「気の通り」がよくなります。消化器系の中枢であるため、お通じもよくなる。
3．未知のエネルギー〝クンダリニー〟が潜んでいる肛門領域のムーラーダーラ・チャクラを操作します。ここを刺激すると生命力——、生物としての本能が励まされる。自殺願望者も「目が醒め」ます。肛門そのものではなく、仙骨の下部を刺激します。武術医師はこの部分を特殊な技法でなぐりつけて、クンダリニーを「たたきおこす」こともしますが、素人《しろうと》がマネできることではありません。
4．生殖器系と泌尿器系の中枢であるスワーディシュターナ・チャクラ。ムーラーダーラにつづけて仙骨の上部と下腹部をマッサージします。このチャクラを刺激することで、性的不能や不妊、泌尿器疾患《しっかん》を改善させます。また便や腸内ガスの排出をうながします。
5．心臓のアナーハタ・チャクラは、胸と背中の両方から刺激します。ここは循環器系と免疫システムの中枢です。動揺した感情を落ち着かせることもできます。
6．首の裏のヴィシュッダ・チャクラをやさしく刺激することによって、喘息《ぜんそく》など

図㉚ ［チャクラの位置］

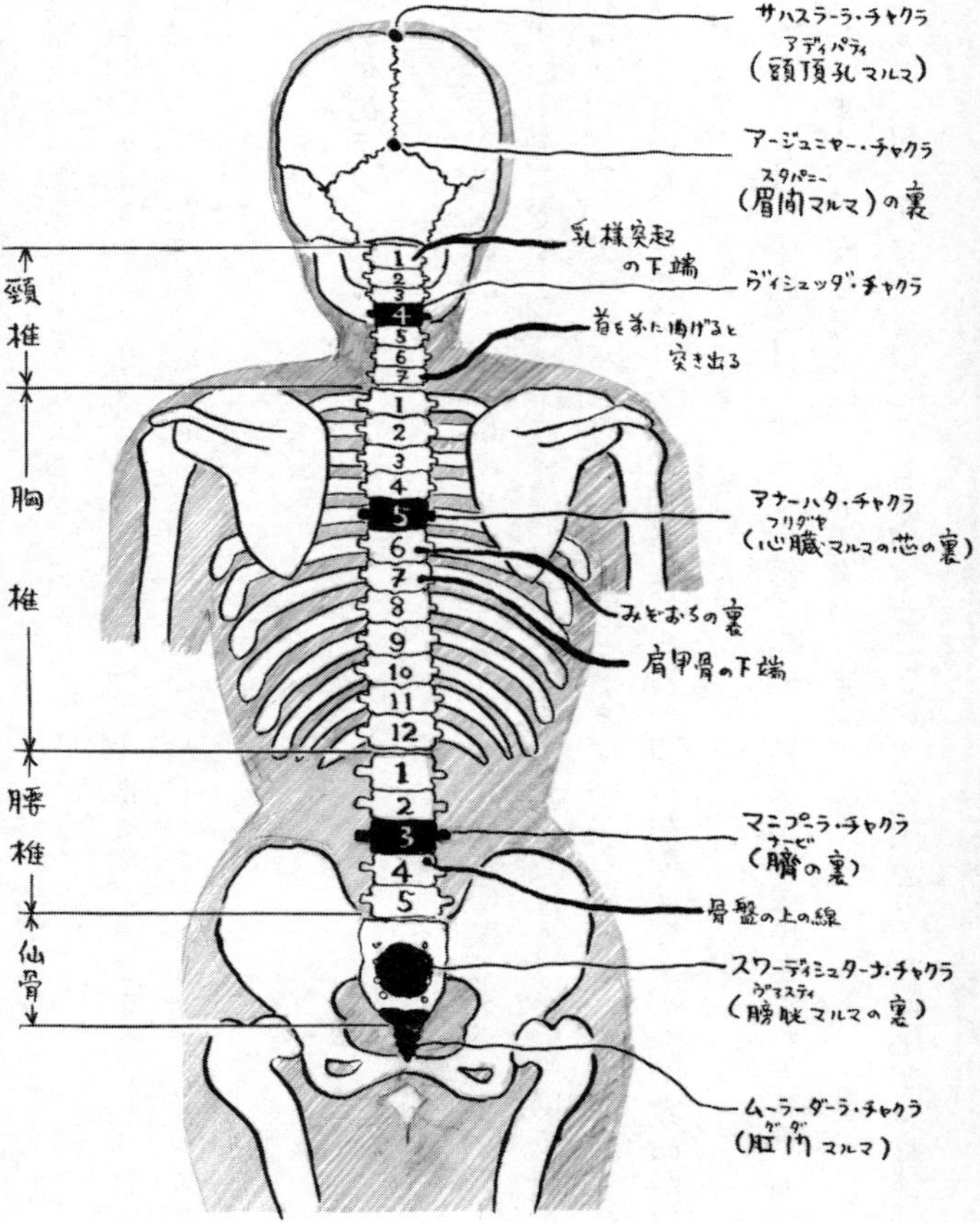

サハスラーラ・チャクラ
（頭頂《アディパティ》孔マルマ）
アージュニャー・チャクラ
（眉間《スタパニー》マルマ）の裏
乳様突起の下端
ヴィシュッダ・チャクラ
首を前に曲げると突き出る
アナーハタ・チャクラ
（心臓《フリダヤ》マルマの芯の裏）
みぞおちの裏
肩甲骨の下端
マニプーラ・チャクラ
（臍《ナービ》の裏）
骨盤の上の線
スワーディシュターナ・チャクラ
（膀胱《ヴァスティ》マルマの裏）
ムーラーダーラ・チャクラ
（肛門《グダ》マルマ）
頸椎
胸椎
腰椎
仙骨

呼吸器系の疾患を鎮《しず》めることができます。

7. 眉間《みけん》のアージュニャー・チャクラは、知性の中枢です。ここをやさしくさすることによって、精神的な緊張をほぐしてやることができます。頭痛やストレスにもよい。

その他のテクニック

チャクラではないが、それに準ずる重要なマルマが、足の裏のタラフリダヤ（土踏まずの中央）です（63ページ参照）。なぜなら、頭頂のアディパティの反対点とされるからです。アディパティを断末魔するとまず助からないが、その傷がきわめて浅いときのみ、タラフリダヤの刺激に始まる一連の治療法によって、救命が可能になります。

また足の裏は、中国では、すべての腺、組織、各部位が表現された人体の縮図とされていますが、同じ考えはインドにもあります。

つまり、足の裏に圧をほどこし刺激することによって、そこに対応する身体部分に影響を与えることができる。生命エネルギーの障害物を除去することもできる。足の血液循環をうながすことにより、重力によって下方にためられた毒素や消耗物質が散らされ、好結果をもたらすことができる。じっさい、疲れがたまっているときは、タラフリダヤが腫れて、「泥が詰まった」ような感じになっているものです。

足裏のマッサージと刺激は、そこに沈澱した疲労物質を破壊し、結果、循環を改善させてやることができます。

タラフリダヤを中心に足の裏全体を揉《も》みほぐしてやります。全体重を支えている足裏だけは、少々乱暴に扱ってもかまいません。

他人の足の裏を自分の足で踏んでやるのもいい方法です。

ジャグジーを利用する

また、スポーツセンターなどにあるジャグジーも、マルマ・マッサージに用いることができます。

そのさいは、まず足裏のタラフリダヤに水流を当てる。しばらくすると、タラフリダヤに痺《しび》れたような微《かす》かな痛みが走り、体中がムズムズしてくる。全身のマルマ・システムが立ち上がったしるしです。それから問題のある部位のマルマ――、膝などの関節（関節痛）、肩（肩コリ）、腹部（便秘など）に水流を当てます。

水流は当たりがやわらかく、また噴射口との距離を変えることによって、刺激の強弱を自由に調節できる利点があります。しかし、気持ちよさに我を忘れて、デリケートな体幹部の前面（胸～下腹）を強く刺激してはなりません。プラーナが混乱してしまいます。

対して背部は丈夫にできているので、じっくりと水流を当てるのがよい。それによって、前面のマルマも刺激されます。

第4章

心のエネルギーを体に伝えるヨーガ呼吸法

仮死の術

2章で紹介した「屍《しかばね》の体位」がゆきつくところは、〝ケーチャリー〟とよばれる荒行です。

なぜ荒行かといえば、そののち、みずからの意志で呼吸と心臓を停止させてしまう。文字通りの臨死体験、日本の忍者小説に出てくる「仮死の術」そのものだからです。

筆者が目撃したわけではないが、おおいみつる著『ヨーガに生きる』（春秋社）、沖正弘著『ヨガ入門』（光文社）などによると、行者が死体と化して棺《ひつぎ》に納められ、土葬される。一月ほどして遺体を掘り出してマッサージをほどこすと、本当に復活するという。もちろん、呼吸や心臓を完全に止めるわけではなく、人目ではわからぬほど微かに活動を続け、最低限の代謝を保っているのでしょう。棺に入っている空気がその間の酸素ということになる。

インドのヨーガ行者の話ばかりだと眉にツバする人もいるだろうから、日本人の例を紹介しましょう。立花隆著『臨死体験』(文藝春秋)に登場する小森浩さん(当時七〇歳)です。小森さんは、自分で自分の肉体をコントロールして臨死体験をすることができるという不思議な能力の持ち主なのです。

どうしてそんなことが可能になるのかというと、要は、自分の意志の力で呼吸を止めるのだという。常識的には、どんなに息を止めようとガンバってみても、せいぜい数分がいいところ。実際、小森さんにしても、ふつうの状態では不可能という。

では、どうするのか。

1．まず、1週間ほど断食して準備を整える。

2．それから天井を向いてあお向けに寝る。

3．そして、息を吸っても吐かないようにして、しだいに呼吸を止めていく。

4．呼吸が停止するとともに、胃の動きも腸の蠕動《ぜんどう》も止まり、ただ心臓だけが動いているという状態になる。

5．すると、「太陽の何倍もの白光」が見え、体は2つに分裂する。肉体と幽体です。幽体は天井や屋根を突き抜け、どんどん天に昇っていく。天女が見える。その一方で、肉体はとてつもない快楽をおぼえる。

6．そして心臓は止まり、何もかもが澄みきった世界に入る……。

つけくわえておきますが、小森さんは宗教家でも神秘主義者でもありません。臨死体験趣味者なのです。若いころ、亡くなった恋人に逢いたくて自力でこの方法を編み出したというロマンティックな異能者であります。

立花氏は、呼吸や心臓が限りなく停止に近づくことが、「科学的に考えて」ありえないことではない、としています。断食をすると、人間の基礎代謝量はどんどん落ちていく。断食が何日も続くと、それは劇的に落ちる。それにともなって、代謝に必要な酸素の量も著しく低いレベルになり、そのぶん、呼吸を止めていられる時間も長くなる。あるいは、自分でも自分が呼吸しているのかどうかわからぬくらい、低レベルの呼吸で生命を保っていられる状態になりえる。

心臓も同様。外見上止まっていても、心臓細動による一定の微少血流が確保されていれば、人間は一定期間、生きていくことができる——。

ヨーガ行者が行う仮死の術も、そのメカニズムは、小森さんの臨死体験とほぼ同じものと思われます。

ただし、趣味者の小森さんが日帰り旅行者なのに対して、行者たちはノウハウの蓄積もあるその道のプロである。1ヵ月も死んでみせるのも、あながち奇跡とはいえないのかもしれません。もっとも、この行法は、インドのヨーガ行者にとってもいのちがけで、挑戦しても、3人に2人はそのまま永眠してしまうと聞いています。

呼吸の神秘

だが、ヴァスティやヴァジュローリーと称される行法は、インドのヨーガ道場に行って拝み倒せば、目の前で実演してくれる行者もいるかもしれません。

ヴァスティは膀胱のことですが、この場合は「浣腸」をいいます。動物の膀胱に葦《あし》などの導管をつけたものが、浣腸器の原形だからです。

といっても、行者さんのヴァスティは、浣腸器を使って肛門から薬液を注入するのではありません。自らの消化管の胃から下をスポイトに見立てて、水を吸い上げるのです。

1. まず水のなかに入り、中腰になって、スポイトの頭にあたる胃を収縮させる。

2. 次に胃を膨《ふく》らませる。と——、

3. 水は肛門から腸に吸いこまれる。

という。いうまでもなく、前もって腸は空にしておく。上達者になると小腸の上端まで吸い上げる。そうして胃をもう一度収縮させると、腸はきれいに水洗される。

同様の原理で、膀胱と尿道をスポイトにして、ペニスで液体を吸い上げる(これがヴァジュローリー)行者もいるが、このような人たちとは、いっしょに沐浴《もくよく》したくないものですな。

これらの能力は、われわれの常識にはない。心臓や胃や膀胱は不随意筋であって、自由に止めたり収縮させたりできる代物ではないのです。ヨーガの奇跡といってよい。

では、その秘技の鍵は——?

じつは、呼吸法にある。

不随意筋は、意のままにならぬところから、植物神経ともよばれる自律神経によってコントロールされている。その植物神経の中枢が脳幹。そして、呼吸をコントロールしているのも、この脳幹なのです。

われわれは、肺に入った空気がどうなるかについてはまったくの脳幹まかせだが、息を速くしたり遅くしたり、あるいは浅くしたり深くしたりはできます。

息を速くし、空気を激しく出し入れすると、鼓動も速くなる。

逆にゆっくりと深呼吸すると、鼓動も遅くなる。

これは、呼吸を通して脳幹、植物神経に作用を及ぼした結果なのです。

この理《ことわり》により、ヨーガ行者は植物神経にアクセスして、先述の奇跡を可能にするのです。

〈からだ〉の不思議な仕組み

具体的には、まず体位法（アーサナ）などによって、〈からだ〉の意識を目覚めさせる。体の内側にあって肉体を支えている〈もうひとつの体〉を意識化する、ということです。このプロセスにヨーガ文献にいうソーマないしはアムリタの分泌がある。

これはいまにいう脳内麻薬物質といってよく、モルヒネとそっくりの分子構造をもったβ《ベータ》エンドルフィン、大麻の有効成分THCそのものであるアーナンダアミドなどが知られているが、ほかにも未知の物質がまだまだあるようです。ここでは、ヨーガにいうソーマ＝アムリタにちなみ、〝ソーマアミド〟とでもしておきましょう。

ともあれ、それが分泌されると、表層意識の働きが抑制され、深層意識が浮上してくる。〈からだ〉の意識もこのなかにある。〈もうひとつの体〉は気（プラーナ）でできている。そして、この気をコントロールするのは意識（マナス）＝イメージの力である。さきほど「犂《すき》の体位」で引いた、

もし、人に呼吸がなければ、マルマもない。
気息（プラーナ）はマルマである。

マルマは瞑想によって気息が蒐《あつ》められる処である。

という一文を思い出してください。

次に、たとえば膀胱を収縮させるのなら、はじめにスワーディシュターナ・チャクラに意識を集中させる。泌尿器系を内側で支配しているのが、このチャクラだからです。意識をチャクラに集中させたまま、その部分を肉体的な領域で収縮させていく。チャクラが収縮するイメージを強く抱き、そのイメージを膀胱にまで及ぼすのです。もちろんこの間、複雑かつ繊細な呼吸法は続けられている。それはきわめて深く、ゆっくりと行われる。息を吸いながら、チャクラや膀胱に圧力をかける。その部分が収縮していくようにイメージする。息を吐いて圧力を解く。ちょうど、〈からだ〉のなかにスポイトがあり、その頭を〈気〉で圧し、また緩《ゆる》める、といった感じ。

こういうことが可能になるのも、肉体と意識をつなぐものがチャクラであり、植物神経であり、呼吸だからなのです。

ヨーガでは、

「肉体を制するものは精神であり、精神を制するものは呼吸である」

と考えられています。

このことは、恐怖、怒りなどのようなネガティブな感情状態にあるとき、あるいは激情に流される性行為中の呼吸が激しく、ムラのある、速いテンポで行われているのに対して、精神が高度に集中しているときや、また熟睡しているときの呼吸が、ゆったりとした静かなテンポで行われていることからも察せられましょう。

逆にいえば、熟練したヨーガ行者のように、心臓を止めたり、胃や膀胱を縮めたりすることまでは無理だとしても、呼吸を鎮めることによって精神や肉体を鎮めることぐらいなら、誰にでもできるということになります。

多彩な呼吸法

ヨーガでは、肉体や精神をコントロールするため、この基本をもとに、ざっと40種類もの呼吸法を編み出してきました。しかし、独習者が行ずるには危険なものも多い。胸一杯空気を吸って、肺で心臓や動脈の動きを圧迫していく、といったもののまである。先述した心臓を止める行法も、このような呼吸法を用いる。
あるいは、1分間に100回以上、というものすごいスピードで呼吸を出入りさせるカパーラ・バーティないしはバストリカーとよばれる技法。格闘技ファンであれば、ブラジル柔術のヒクソン・グレーシーがよくやっている呼吸法といえば、おわかりになるかもしれない。

どんなヨーガ本にも、

「酸素を多量に取り入れ、体を浄化する」

と、推奨されていますが、限度をわきまえないと、かなりアブナイものになる。過呼吸症候群をひきおこすのです。

すなわち、この呼吸法では、ふだんの倍もの酸素を体内に取り入れる。だがそれは、50ワットの電球に100ワットの電気を流すようなもの。過剰な酸素は有害なのです。しかし、人間の体には防禦《ぼうぎょ》機構が備わっている。末梢の血管を収縮させ、毛細血管を流れる血液の量をセーブしてしまうのだ。そのため、酸素不足になる。

見た目は、顔は真っ青。息がハーハーして苦しそうだ。手足もケイレンしている。誰もが、心臓発作だと思ってしまう。

それが過呼吸症候群です。若い女のコに多い。アイドルのコンサートで、興奮が引き金になって呼吸が乱れ、失神してしまうのもこれ。救急車で病院にかつぎこまれることになる。

しかし、ヨーガ行者は意識的にこの状態をつくりだすのです。すると、どうなるか。

感情が溢《あふ》れてくる。

やがて、潜在意識が逆流をはじめる。

そこには、とうに忘れたはずの思い出がある。

死んだはずの知人も住んでいる。

忘れられた思い出のなかには、深層心理の牢獄《ろうごく》に封じ込めておいたおぞましい過去もある――。

だからこそ、ヨーガ行者はこれを行い、精神外傷《トラウマ》を焼き切ってしまうわけです。

ところで、このような過呼吸を続けるだけで、なぜかような反応が起きるのでしょうか。

酸欠の影響を真っ先に受けるのは脳、とくに、われわれの日常的な意識をつむぎ出している大脳新皮質です。このふだんいばっている新皮質がおとなしくなる。すると、それまで抑えつけられていた大脳辺縁系、脳幹といった古い脳の働きが表面に出てくる。その結果、潮の引いた海から大地が現れてくるように、深い無意識の世界が浮上してくるのです。

安全で役立つ呼吸法

しかし、次に記す呼吸法は安全で、健康、精神力の強化に役立つものです。理想的な呼吸法は血圧を下げ、脈を遅くし、緊張や疲労からくるストレスを緩和します。

ヨーガの呼吸法の基本は、次のようなものです。

蓮華坐《れんげざ》、もしくは達人坐で座る。イスにかけたままでもよい（図㉛）。

①吐息（レーチャカ）……腹をひっこめて、古い空気を絞り出す。

②吸息（プーラカ）……つぎに腹の筋肉を緩める。体は自然と新鮮な空気で満たさ

図㉛［呼吸法や瞑想に適した坐法］

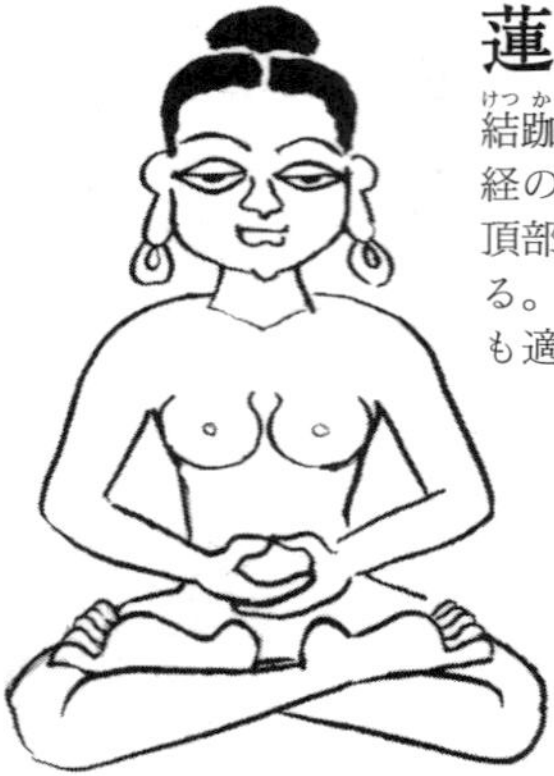

蓮華坐［パドマ・アーサナ］

結《けつ》跏《か》趺《ふ》坐《ざ》に等しい。骨盤内の神経の働きを高め、会陰部から頭頂部への〈気〉の流れをよくする。深い瞑想を行うにはもっとも適した体位

達人坐［シッダ・アーサナ］

一方の足のかかとを会陰部にあてがい、その上にもう一方のかかとを重ねて外性器の上部を圧する。全神経系に安定効果をもたらす。密教的な瞑想に用いられる体位

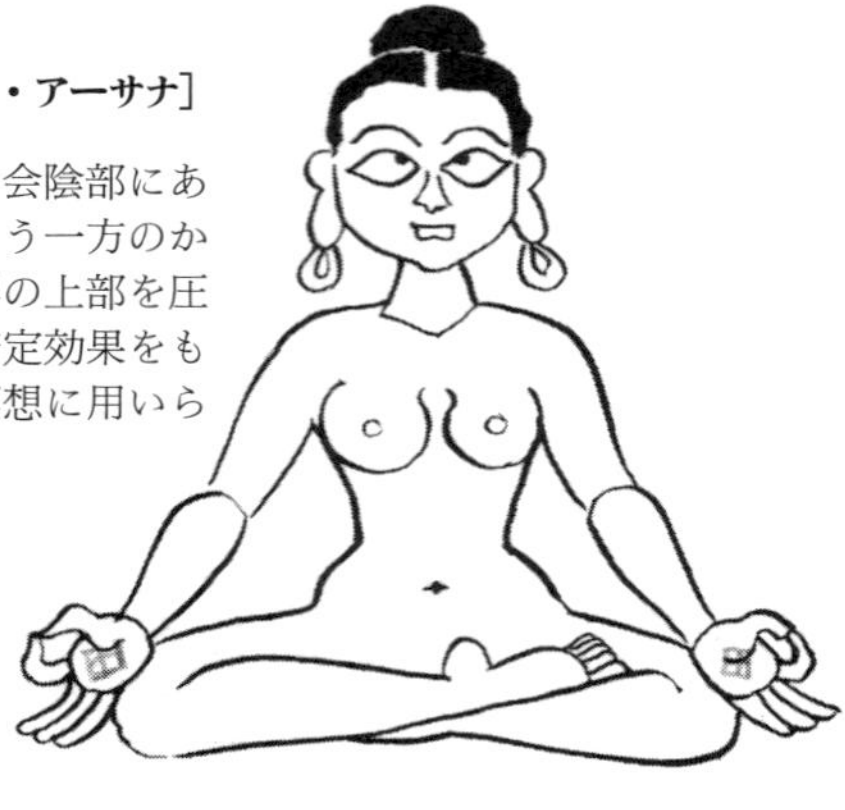

図㉜［ヨーガの呼吸法の基本］

吐息［レーチャカ］

①腹筋を意識的に収縮させて
②古い空気を鼻から絞り出す

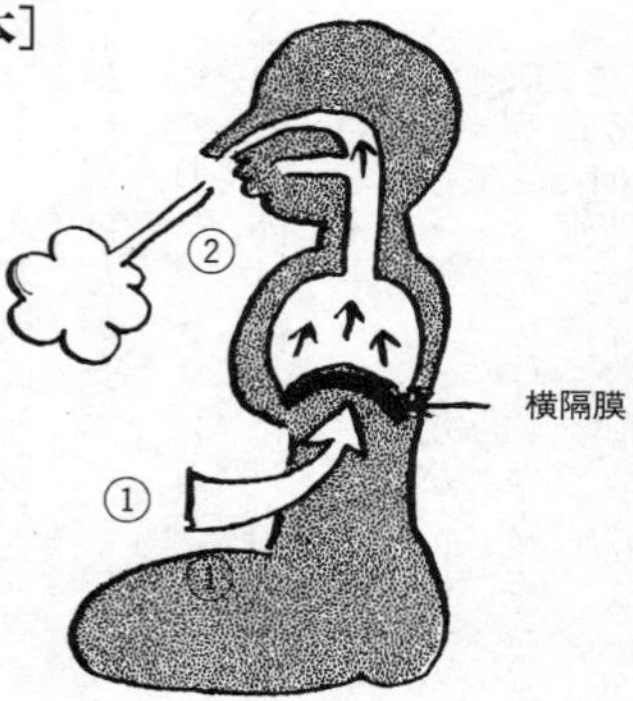

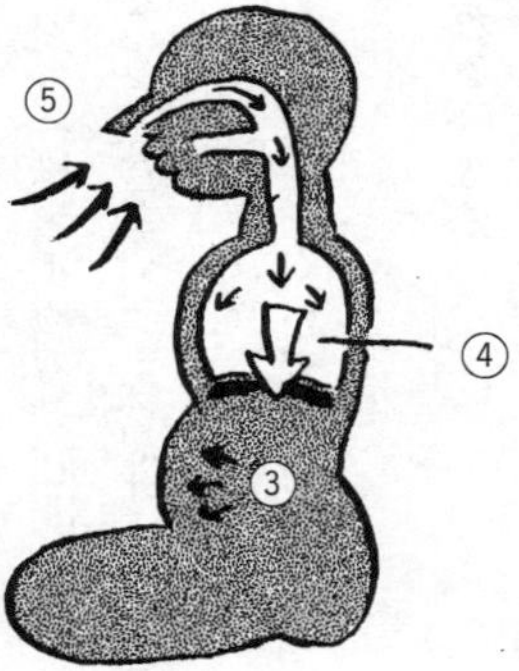

吸息［プーラカ］

③次に腹筋を緩ませる④すると、呼吸中枢の指令によって横隔膜が下がり⑤肺は新鮮な空気で満たされる。なお、吸息は鼻から

保息［クンバカ］

⑥肺に空気を溜めたまま息を止める⑦肛門を締め、肩の力を抜く⑧空気に含まれている〈気〉で下腹部（丹田）が満たされているようにイメージする

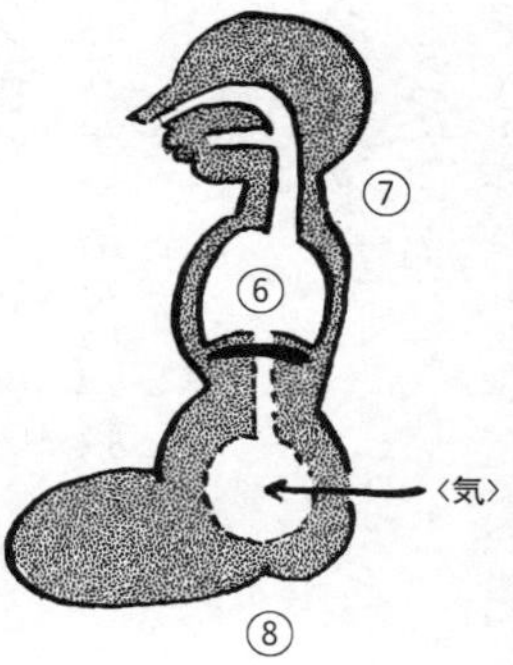

れる。

③保息（クンバカ）……そのまま息を止める。肛門を引き締め、肩の力を抜き、壺（クンバ）に水をためているような気持ちで保息する（図㉜）。

これに以下のようなイメージ操作をくわえていきます。

気（プラーナ）を取り入れる呼吸法

ヨーガ式の腹式呼吸ができるようになれば、落ち着きがでてくる。また、血圧も下がり、気力が充実し、ねばり強さも生まれる。職場などで、イラついたり、ムカついたり、ブルーになったりと、情緒不安定なときに、ぜひすすめたい呼吸法。

①自分の体は壺（クンバ）である、とイメージする（図㉝）。

②吸息……清らかな水（プラーナ）が、その壺にたまっていく。

③吐息……溜まった水ではない別のものが出ていく。水はそのままで。

④吸息……壺の中に水がどんどん流れ込み、どんどんたまっていく……。

この呼吸を行うと、たいへん元気になる。保息（クンバカ）を加えるとなおよ

図㉝［〈気〉を取り入れる呼吸法］

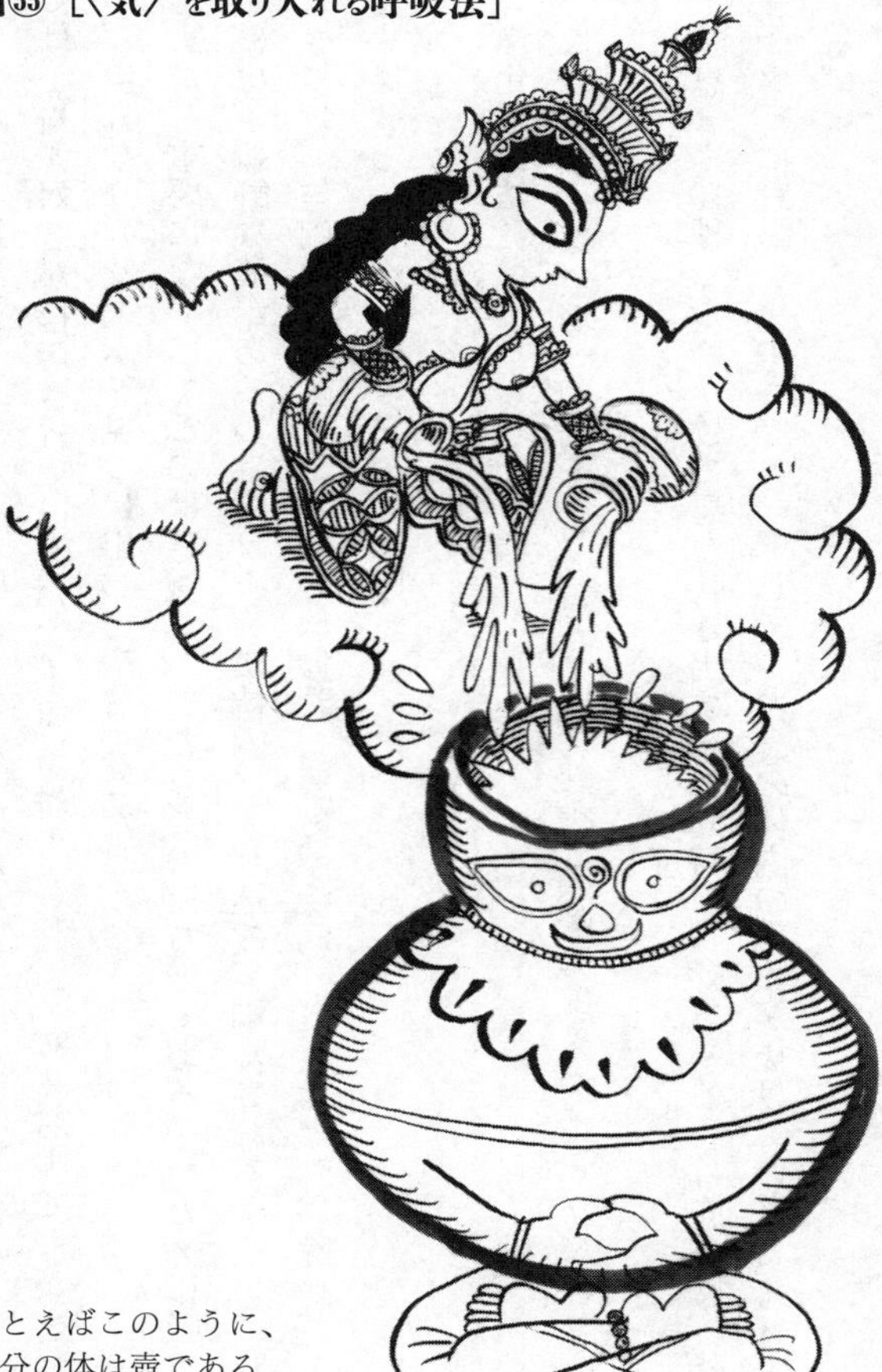

たとえばこのように、
自分の体は壺である、
とイメージする

い。しかし、無理はしないこと。吸息と保息と吐息のリズムは、ヨーガのテキストには1対4対2が指示されているが、1対1対1でも、1対2対1でもかまわない。自分なりのリズムを見つけ出してやることだ。

また、重要になってくるのは意識＝〈こころ〉の持ち方である。たとえば吸うときには、新鮮な酸素あるいはプラーナが体内に入り込み、満たされるように、吐くときには、体内の二酸化炭素あるいは穢《けが》れ（疲労、疾病、悩みなど）が除かれて出ていくようにイメージする。

浄化呼吸法

この呼吸法は全身の細胞を若返らせ、神経系、頭脳の働きを滑らかにする（図㉞）。

①吐息……10秒くらいかけて息を吐き出す。と同時に、呼気あるいは腹や胸、額のチャクラに意識を集中させる。そして、自分の体内の毒素が抜けていくとイメージする。

②吸息……2〜3秒の間に吸息。

図㉞［浄化呼吸法］

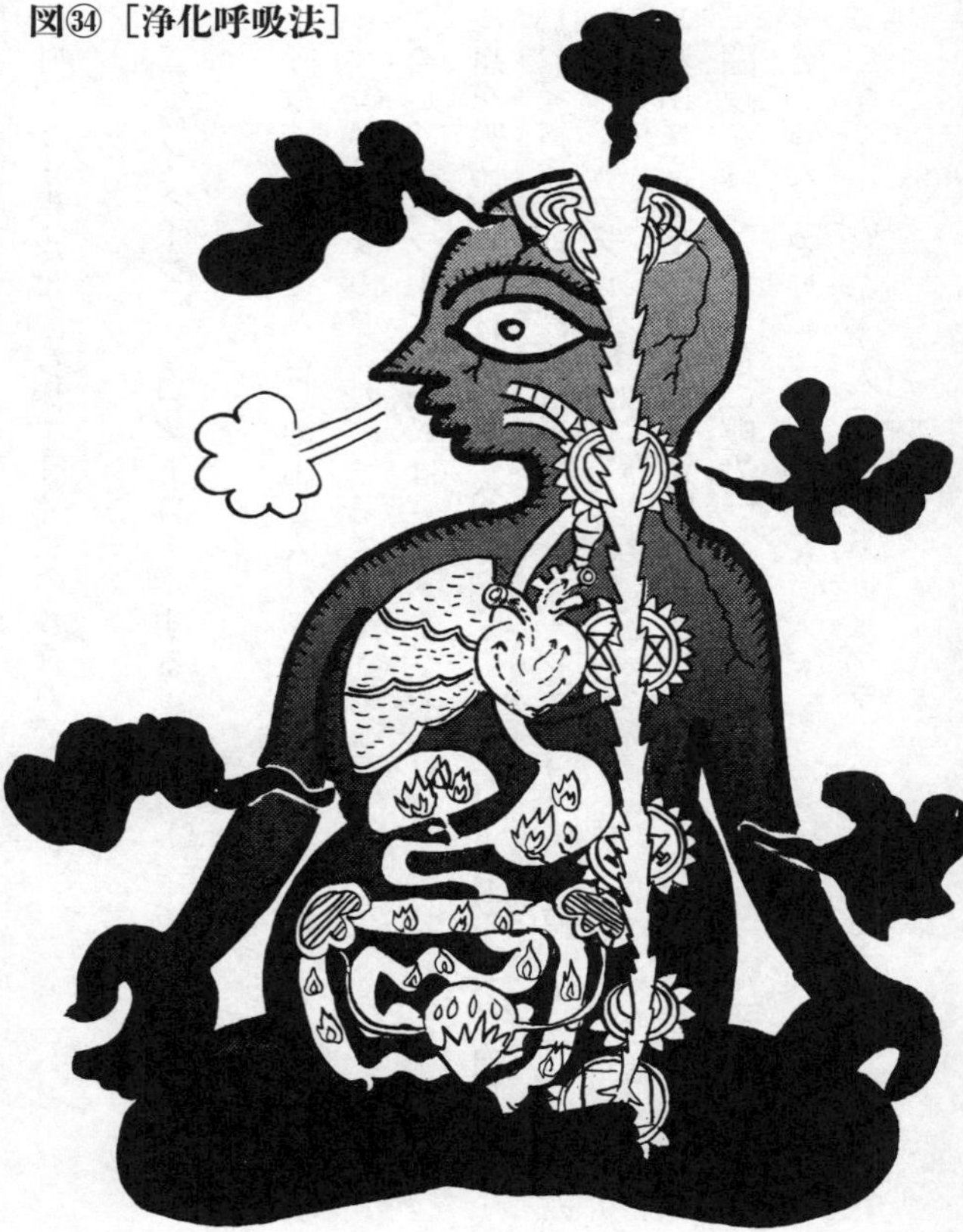

吐息とともに、会陰部から頭頂部にかけて（脊髄に沿って）神聖なヴァイブレーションに満たされている、とイメージする。チャクラには、邪気や毒素がたまりやすい。それが抜けていく……

③吐息……保息はしない。すぐに②を繰り返す。

「気をイメージ」しコントロールする

呼吸法とは、たんに息の出し入れに習熟することではありません。プラーナーヤーマ（気をコントロール）することです。

そして、プラーナ（気）は、イメージの力によってコントロールされている。息を吸えば空気は自然と入ってくる。しかし、プラーナは自然には入ってこない。イメージが必要になってきます。プラーナを、想像しやすいものに翻訳する。

たとえば、プラーナとは――

「深山に湧く清冽滋味《せいれつじみ》たる水」のようである

「闇夜をはらう黄金色の曙光《しょこう》」のようである

といったぐあいに。そして、

「（プラーナの）水が入ってくる！（プラーナの）光に満たされる！」

「どんなに優れた種子も、水がなければ、発芽し生長することはない。同様に、どんなに大きな可能性を秘めた体や脳や能力も、プラーナがなければ育つことはない」

ヨーガの格言です。

第5章
イメージ瞑想術が病気を治す

阿弥陀《あみだ》の浄土

「浄土曼荼羅《じょうどまんだら》」というものがあります（図㉟）。

平安時代に盛んに描かれたもので、西方浄土の宮殿と阿弥陀仏。蓮華《れんげ》の咲きみだれる浄《きよ》らかなプールがあり、そのほとりでは、装身具をつけたセミヌードの美しい娘たちが歌い踊っている。どの娘を選ぶかはお好みのまま、まさしくゴクラク、ゴクラク……。

と、いいたいところだが、テキストとなる経典によれば、極楽には女性はいないらしい。女性は成仏《じょうぶつ》できないからだそうだ。女性蔑視だといわれても、こまります。仏教は、もともと女性には冷淡なところがある。

女性が成仏するには、いったん男にならなくてはならない。これを「変成男子《へんじょうなんし》」といって、『法華経』にもサーガラ竜王の娘が菩薩《ぼさつ》になるくだりがあります。サーガラとは海のことだから、竜王の娘は竜宮の乙姫さまに相当する。その乙姫さまが、浦島太郎が若者からいきなり老人に変わるように、女から男に変わるのであり

図㉟［浄土曼荼羅］

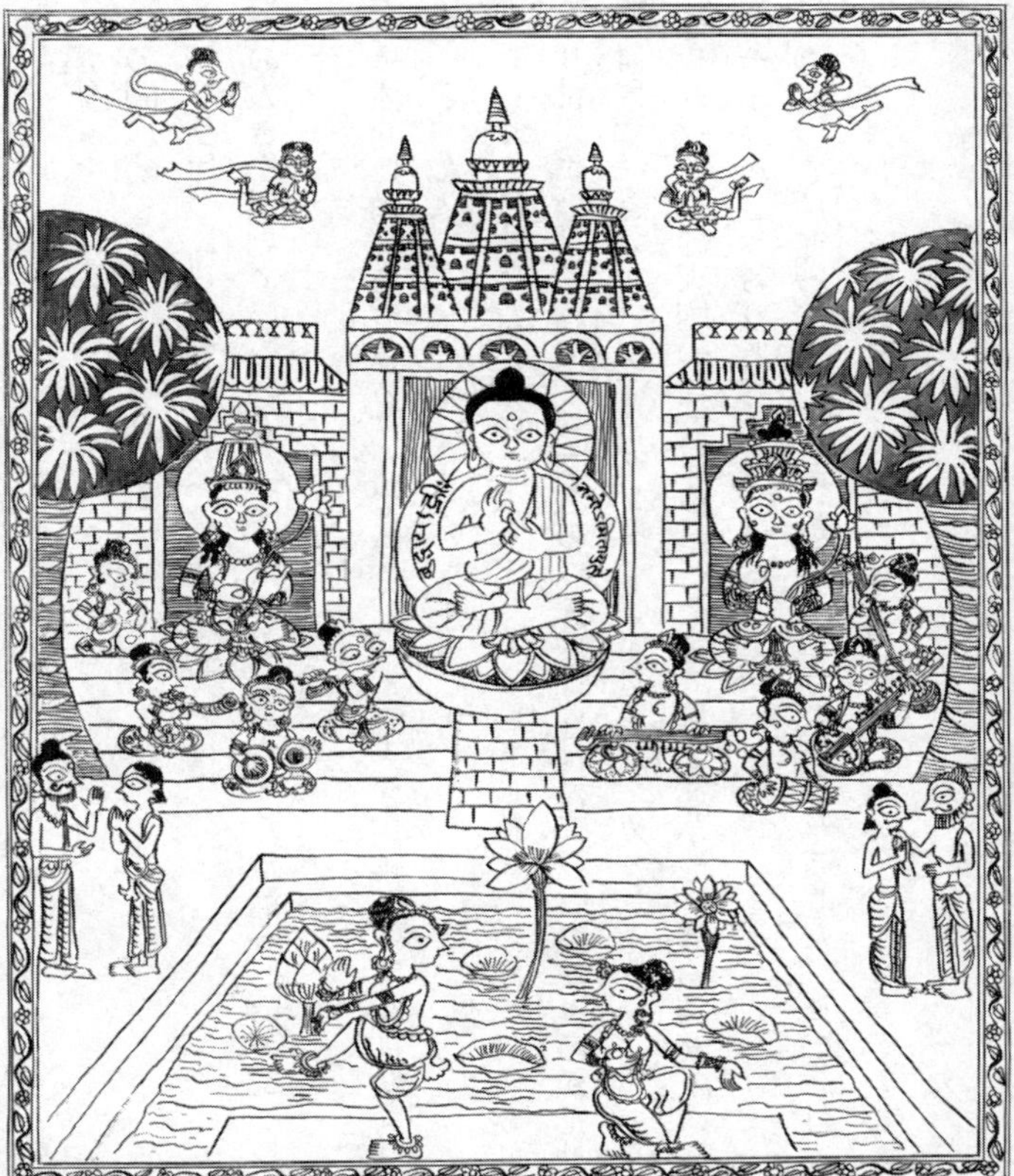

曼荼羅といっても、インドでいう曼荼羅とはことなる。西方極楽浄土の風景画だ

ます。漢訳では、

「忽然《こつねん》の間《ま》に変《へん》じて男子《なんし》と成《な》り……」

とあっさり片づけられているが、梵語《ぼんご》の原典では、

「世間の人さまが見ているところで、娘のワレメちゃんが消え、おチンチンが生えてきた」

と、具体的に描写している。してみると、「浄土曼荼羅」のふくよかな女性の股間にも……。ん？


極楽に行くのはやめた、という人も出てくるかもしれない。だが、嘆いてみても仕方ありますまい。それでも、女性のいない世界なんて、とお嘆きのかたは、別の天国を目指すべきです。ヴァイクンタ、ゴーローカ、カイラーサなどというヴィシュヌ神やシヴァ神の天国の絵を見ると、そこでは、蓮華池に裸の美女という太古からのモチーフがきっちりと守られている。

話が脱線してしまった。「浄土曼荼羅」のことでありました。この絵は本来、美術品として鑑賞する目的でつくられたのではない、ということを言いたかったのです。

「浄土曼荼羅」は、ある意味では、今日のパソコンにも似た実用品でありました。

なんに用いるのかといえば、ヨーガに用いる。平安時代の日本にヨーガ？——奇異に思われるかもしれないが、ヨーガは「瑜伽《ゆが》」の字で古代から日本に定着していました。ただし「瑜伽」の場合、先述した体位法や呼吸法ではなく、いや体位法も呼吸法ももちろん重要なのだが、中心となるのは、心をイメージでいっぱいに満たしてしまう「観想《かんそう》」という方法です。

イメージといっても、心に浮かぶ思いをデタラメに追っていくのではない。では、どういうふうにやるのか——。前に、忍者の「仮死の術」がヨーガの技術からきているのではないか、というようなことを書いたので、ここでも、忍術にことよせて説明することにしましょう。

忍者の行う不思議な術に「念《ねん》」というのがあります

室内で侍《さむらい》にとりかこまれた忍者が念を凝《こ》らすと、ふすまの山水画の湖から水が渦を巻いて溢《あふ》れ出してきて、侍たちは溺《おぼ》れそうになる。しかし、忍者が念をやめると、いっときに水が消えてしまう、といったものです。

これは、密教で行じる「水観《すいかん》」という観想（イメージ瞑想）がもとになっています。一心に水を念じ、水のあらゆる様態をイメージしているうちに、行者そのものが水と化す。行者の念が強力だと、周りの者もその水を見てしまうのです。

隠形《おんぎょう》変身の術というのもあります。「隠形」は忍者が印を結んでドロンと消える、「変身」は木や石や蝦蟇《がま》に姿を変える、という講談でお馴染《なじ》みのやつです。が、けっして荒唐無稽《こうとうむけい》な話ではない。原理は水観と同じです。

わが身は無である、木や石や蝦蟇である、と強力にイメージする。そして、その意志の塊《かたまり》を相手に投げつけることによって、錯覚を生じさせる。つまり、強力な精神のコンセントレーションから相手の心の裡《うち》に入りこみ、その脳裡《のうり》に自分の描くイメージを直接映し出すのであって、相手は目で見ているのではない。

理解しにくければ、瞬間催眠術ないしはマインド・コントロールと考えればよろしい。同じようなことは、いまもインド魔術で行われています。

よく知られているのが、ロープが蛇のように頭をもたげて天を冲《ちゅう》する、という綱立ての術です。かつて『エキザミア』誌が、その秘密を暴こうと赤外線写真で挑んだことがありました。人びとにはロープが空に昇っていくのが見えたのに、写真には何も写っていなかった。つまり、集団催眠術で白昼夢を見せられていたのです。周知のように、忍術は修験道《しゅげんどう》や密教と深い関わりを持ち、その源流はインドのヨーガにあります。ヨーガは日本でも、千数百年の歴史があるのです。

「曼荼羅」に話をもどします

曼荼羅とは数多くのホトケが幾何学的に配置された図絵であるが、これは鑑賞するためにあるのではない。それをもとに観想するためにあるのです。ひとつひとつのホトケの持ちもの、装身具にいたるまで、ヴィジュアルにイメージしていく。目を瞑《つむ》り、額のあたりにパソコンのスクリーンを思い浮かべ、そのなかにホトケの姿を立ち上がらせる、といった感じ。ひとつのホトケができたら次のホトケに移り、全部のホトケをつくり出して、イメージの曼荼羅を編み上げる……。

「浄土曼荼羅」も同じ目的でつくられたといってよい。

西方極楽浄土を想像し、宮殿、樹、池、美しい娘（？）のひとりひとりから彼女たちを視《み》つめる者である阿弥陀仏と、どんなディテールもおろそかにせず、それをそっくり再現する。すぐれた僧侶が観想すると、周りの者まで浄土を見たという。そして、死に瀕《ひん》した者がいると、その枕元に行き、彼が往《ゆ》くべき極楽浄土が実在することを身をもって教えた。

僧侶はイメージの力によって、逝く者の〈こころ〉を癒《いや》していたのです。

しかし、浄土のすべてをありありと想像することが、どんなに強靭な精神力を必要とする過酷なことであったか、改めて考えるまでもありません。プロのお坊さんであってもそうなのです。

日々の生活に追われる一般民衆が行えるものではない。死にゆく者があれば行ってやればよいが、人はいつ、どこで死ぬかわからない。ましてや戦乱の時代においては。無学な人が、いつ、いかなるときにも、浄土を想い浮かべることができるよい方法はないものだろうか。

そう考えたのが法然《ほうねん》上人でありました。「南無阿弥陀仏《なむあみだぶつ》」とひたすら唱える念仏はこうして生まれたのです。しかし、念仏の原語は〝ブッダ・アヌスムリティ〟。

これは、「ブッダについて念想（イメージ瞑想）する」というのが本来の意味であることを心に留めておいていただきたい。

潜在意識への植えつけ

インド人は、強力なイメージは現実と同等の実在《リアリティ》だと考えていました。いや、現実以上に精妙なレベルでの実在と考えていたふしさえあります。

仏教心理学である唯識論では、〈こころ〉は意識、マナ識、アーラヤ識、アマラ識という識閾《しきいき》がある。現象というのは、そのうちのアラヤ識という深層意識から噴き上げてきたエネルギーを意識がとらえて再解釈したものとされています。

たとえば——。

梅干しをイメージする、とする。中国や台湾産のウメを酢漬けにして着色料で赤く染めた、そこらに出回っているニセモノの梅干しではない。日に干してから赤ジソと一緒に塩漬けした、昔ながらの本物の梅干しだ。

そいつをヒョイとつまんで口に入れる。嚙《か》むとジューシーな果肉がつぶれ、酸っぱい匂いが鼻に抜ける……とイメージする。

すると、思わずツバが溢れてくる。なぜなら、イメージに脳がだまされて、唾液《だえき》腺《せん》にツバを分泌するよう命令を下すからです。実際には梅干しはない。だが、バーチャルな梅干しはある。脳にとってはどちらも同じことなのです。さらにイメージが堅固で、イメージする人のエネルギーも強ければ……梅干しは現実に存在することになる。

世間でよくいわれている潜在能力開発法、願望実現能力開発法なるものも、じつは、この〈こころ〉のエネルギーを活性化させる方法にほかなりません。たとえ速効性はないにしても、潜在意識に好ましい植えつけをしておけば、それはやがて現象化（実現）していきます。

この潜在意識への基本的な植えつけは、次の3つに分けられます。
1．感動、恐怖、嫌悪などの強烈な印象。これはダイレクトに潜在意識へと植えつけられる。
2．印象は薄くても、同じことを数多く〈こころ〉に受ける。嘘でも100回唱えれば本当になる、というやつだ。水が硬い岩盤に沁《し》みていくように、徐々に〈こころ〉の深層部に浸透していく。「ポジティブ・シンキング」もこれに分類される。また「疲れた、疲れた」、「オレももうトシだ」を口癖にしていると、心底から疲れて、老いてくるので要注意。

3．〈こころ〉から納得する。逆に「まさか」という感情が働くと、インプットされにくい。

潜在意識は、いってみれば畑です。そこによい種子を蒔《ま》けば、よい稔《みの》りを得ることができる。農耕と同じことなのです。播種《はしゅ》は、こうした性質を利用し、イメージ、シンボルを用いて行われます。

イメージの鍛え方——マンダラ思考法

さて、イメージ、イメージといっても、なかなかイメージが浮かばない、という人もいるかもしれません。しかし、いうまでもなく、誰にでもイメージはある。

日常的な意識を一枚剝《は》がすと、そこには広大な潜在意識の海が待っている。そこでは、無数のイメージがぶくぶくと湧き出し、ゆらゆらと海藻《かいそう》のように揺らぎ、魚のように泳ぎ、水母《くらげ》のように漂っている。そのイメージの世界が、夢や情念や生きがいとなってわれわれを内から支えているのです。

そんなイメージの世界に馴れ親しむために、まず「曼荼羅思考法」というものを試していただきたい。インドでは、古くから、イメージやシンボルによる思考法が発達していた。早い話、絵や図形を用いた思考です。

たとえば、菩提樹《ぼだいじゅ》の下で瞑想する釈迦《しゃか》の絵がある。悟りを開いてブッダになる直前の釈迦だ。周囲には女たちがいる。釈迦を樹の精だと思って乳粥《ちちがゆ》を捧げる村の娘スジャーター。あるいは釈迦の成道《じょうどう》を妨げようと歌い踊る妖艶《ようえん》な魔女たち……。

だが、イメージでの操作は、彼らだけの特権ではない。アインシュタインも、物理学上の問題を考えるとき、紙に文字や数字だけでなく、いろいろな絵や図形を画《か》いた。そこから湧き出てくる直感に頼ったことはよく知られています。

暗算の達人もイメージを利用します。これはもっとも高度なテクニックといってよいのだが、脳裡にソロバンを想い描き、そのソロバンをはじいて答えを出す！

ともあれ、図を画くということは、潜在意識と対話するひじょうに有効な手段といえましょう。

物理学や数学、哲学といった学問の世界の話だけではありません。人間関係、悩み、将来の進路など、何でもよい。どうしても解決できない問題があったときは、それを図や絵に表してみるとよろしい。理屈で考えるには限界がある。洞察力、創造力をもたらすのは潜在意識なのだから。

ひとつ、簡単なやり方を述べると——。

①紙の真ん中に円を画き、その中に直面する問題のテーマを書きこむ。たとえば「職場に馴染めない」。これは文字でよい。

②そのテーマに付随する考えや思いつくイメージの断片を、その周囲に書きこんでいく。これも文字でよい。たとえば「五月病」、「薄給」、「美人ＯＬがいない」、「素敵な男性が皆無」、「適性を欠く」、「実力が認められない」、「上司が気に食わない」、あるいは「転職」、「脱サラ」……思いつくままに、テーマの周りに放射状に書き出し、そして、ひとつひとつをマルで囲んでおく。これは、コンピュータのアイコンに相当する。アイコンの意味することが互いに矛盾していても気にしない。むしろ矛盾が、抱えている問題をはっきりさせることがある。

③凝《じ》っと視つめる。イメージが互いに関連を持ち出したら、それを線で結んだりし、アイコンがさらに何か生み出すようなら、それも書き出す。「美人ＯＬがいない」と「上司が気に食わない」が結びつくかも知れない。
④凝っと視つめる。イメージの関連から、なにか言葉や絵や図形が湧き出してきたら、それも書きこむ。色鉛筆などを使ってカラフルなものにするのもよい。ひとつの具体的なイメージが浮かび上がってくるかも知れない。「美人の上司」ではない。「顔」と「気に食わない上司」が結びつくのだ。
⑤凝っと視つめる。ある者の顔が浮かび上がってくる。忘れていたイヤな顔だ。小学生のころのイジメっ子。深層意識の牢獄に閉じ込めておいた忌まわしい過去がよみがえってくる。上司があいつに似ているのだ。それでオレは萎縮《いしゅく》してしまう。
⑥問題の核心がはっきりしてくる。「職場に馴染めない」患部が見えてくる。こんどはそれと対峙《たいじ》しなければならない。だが、原因がわかれば手立てもつく。

　この方法は、おのれのまとまらぬ思索を図によってまとめようとする手段のひとつです。はじめは混沌《こんとん》としている。イメージの断片が繋《つな》がりもなく、バラバラに散在している。だが、やがてお互いに繋がり出し連絡し合って、再構成されていくのだ。もちろん、ここに書いたのはひとつの例で、自分がやりやすい方法を考えればよい。

ちなみに、この方法を高度に磨きあげたものに、占いのタロットやホロスコープがあります。タロットでは、切ったカードを一定の形に配置する。1枚1枚のカードには多くの情報がイメージとなって託されている。それぞれの位置や全体の繋がりから、必要な情報を読み取るわけです。

占星術で用いるホロスコープは、円形ないしは正方形をしていて、そこに星座や惑星を画きこんでいく。星座や惑星には固有の意味があり、それぞれの位置や繋がりから大いなる意味が浮かび上がってくる。

占いというと馬鹿にする人もいるようですが、いずれも古人が潜在意識と対話するために編み出した知恵と工夫の産物なのです。

イメージの鍛え方――トラータカ

このようにしてイメージの世界とおつき合いできるようになったら、こんどは、もっと積極的にイメージを生み出していきましょう。ということは、つまり、自分の意志で幻覚をつくり出すということにほかなりません。それが観想（イメージ瞑想）の本来の姿なのです。イメージがヴィジュアルな表現をとるのは、人間の認識の約8割が視覚に依《よ》っているからです。

まず、ものの形をありありとヴィジュアルに想い浮かべる。といっても、はじめはなかなか難しい。ヨーガでは、トラータカという技術を用いて練習する。視つめる技術です。

対象は何でもいいが、はじめはロウソクの炎がやりやすい。ちなみに、和《わ》蠟燭《ろうそく》など天然素材のロウソクは、古来、人間の出した邪気を吸って燃やしてくれるとされています。石油製品のパラフィンのキャンドルではなく、オシャレな天然素材のヨーガ・ロウソクを売り出せば、けっこう受けるかもしれない。筆者もインドでよくロウソク瞑想をやりましたが、当時、蜜蠟《みつろう》からつくるロウソクが主流だった。これも邪気を吸ってくれるのだが、欠点もある。ゴキブリが齧《かじ》りにくるのでした。

ともあれ、ヨーガの坐法で座って心を落ち着け、じっと視つめる。何も考えない。ただ視つめる。まばたきしてもいけない。

疲れてきたら目を閉じる。が、まだ視つめている。心の眼で観るようにする。具体的には、まぶたの裏の炎の残像に意識を凝らす。

何も考えてはならない。ひたすら視つめる……。

そこには自分はいない。ただ視つめるという行為だけがある。

こうして幻覚をつくり出すのです。いつでも、自由に、自分の意志で、目を開けていても、閉じていても、炎を観ることができるようにする。インドでは、ロウソクの炎のほか、ヤントラとよばれる神秘的な図形（図㊱）がトラータカの対象としてよく用いられています。

しかし、女性のヌードがやりやすいのなら、それでもかまわない。実際インドにも、そんな宗派があった。しかし、その場合でも、もちろんスケベ心は禁物だ。山があり、谷があり、繁みがあり、泉がある。大地の象徴、大自然の象徴として観る。

この方法は女性がやってもよろしい。男性のヌードを想い浮かべるなんぞ、まっぴらごめんというなら、理想的な自分の体をイメージする。ありありと虚空《こくう》に見えてくるくらいに想い浮かべるのです。だんだんと現実の自分の体がイメージの体に近づいていく。

それこそがイメージの力、潜在意識の力なのです。

筆者はかつてインドで、シマルという木の花にこのトラータカをほどこしたことがあります。

夏に咲く、ツバキに似た、しかしそれよりもふたまわりもみまわりも大きい真紅の花。

凝視《ぎょうし》を続けるうちに、あたりの風景はぼやけ、シマルの花が視界いっぱいに広がってくる。何かの期待に焦がれるように細かく顫《ふる》えながら。

と、花芯《かしん》には、鮮やかな色彩と蜜の薫りに招かれた大きなトウヨウミツバチが出

図㊱［ヤントラ：目を瞑り、このような図形を思い浮かべる］

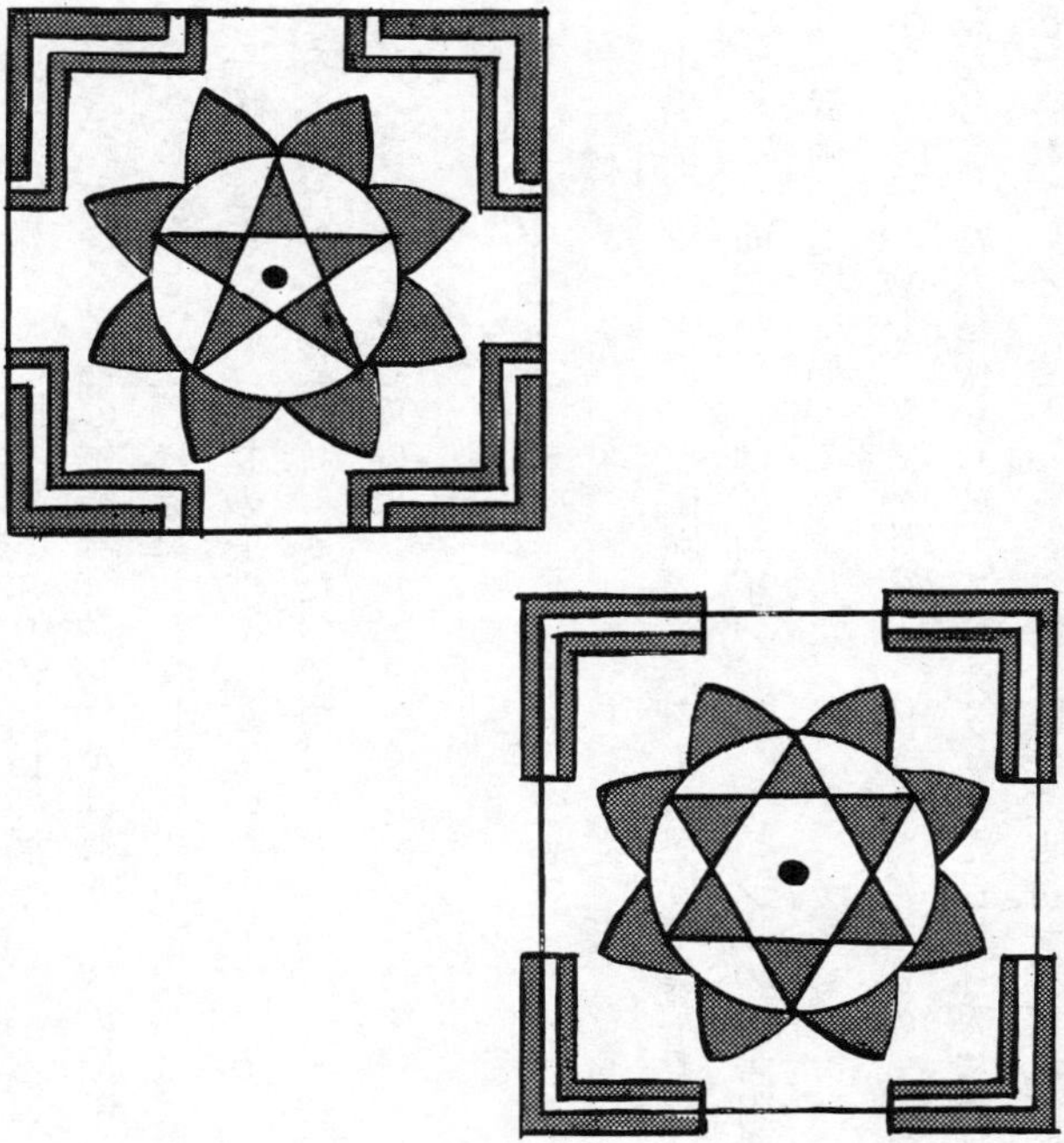

シヴァ・ヤントラ（上）とパールワティー・ヤントラ（下）。ヨーガの創始者とされるシヴァ神とその妃（シャクティ）を象徴したもので、対にして祀られる。なお三角形は一般的に女性的な創造原理の象徴だが、この場合は逆三角形が女性原理で、上向きの三角形は精神的な男性原理をあらわしている。両者が交わって万物が生まれる。中央の点は受精卵に相当する

入りしている。彼は、その肢をたっぷりの花粉で濡らしているにちがいない。花は、まぎれもなく植物の生殖器官。シマルはセックスの最中だったのです。瞬間、わたしは激しい快感に見舞われました。思わず腰がよじれ、身もだえしてしまう。一瞬ではあるが、無我の境地に達していたのでしょう。そのとき、シマルの〈こころ〉がどっと押し寄せてきたのです。

彼女ははっきりと、感じていました。

イメージ・トレーニング

インド中央部、ヴィンディヤ山脈のとある山岳民族の集落でシマルにトラータカをほどこすこし前、わたしは、南インドのケーララ州の田舎町で、カラリパヤットという古武術の道場に通っていました。

この武術は歩法や蹴《け》り、跳躍《ちょうやく》の体術と、棒や剣、槍などの武器術、そしてマルマへの攻撃を芯にした拳法術から成っています。また武術体系に随伴して、マルマの医学が伝承されている。もちろん、独特な瞑想法も併《あわ》せ学ばれていました。

ひとつの方法として坐禅し、目を瞑って、勇敢な英雄が大勢の敵を相手に闘っている『ラーマーヤナ』や『マハーバーラタ』といった古代叙事詩の一場面を脳裡に視覚化するのです。

『ラーマーヤナ』も『マハーバーラタ』も、つねづね、親や年寄りから聞かされ、祭りのたびに演じられているため、膨大《ぼうだい》な物語の細部まで心の襞《ひだ》に沁みこんでいる。そのうえ、この武術の身体操作術からカタカリなどの舞踊劇が発展したということもあって、彼らは、こんな瞑想もやすやすとやってのけます。

基本的な体術を学び、この瞑想にも馴れてくると、イメージのなかの英雄は、理想的な武術の動きで活躍をはじめるようになる。そしてこんどは、その動きを自分の技にフィードバックさせる——。

これはつまり、イメージ・トレーニングということになります。イメージ・トレーニングは日本でも、野球やスキー、水泳などのスポーツにひろく取り入れられるようになりました。

この場合も、観想同様まずリラックスし、心を鎮《しず》めることが肝心です。スポーツのトレーニング、あるいは激しく歌い踊ったり、大声で叫ぶのもリラックスするにはよい方法ですが、いつでも、どこでもやれるものではない。
インドでは、体位法《アーサナ》、呼吸法《プラーナーヤーマ》、呪文《マントラ》を唱えることなどで心を鎮めていきます。そののち、イメージに意識を集中するのです。すなわち、脳裡にスクリーンをえがき、ビデオを再生するように、理想的な動きをみせるおのれじしんを映し出していく。

このようなイメージ・トレーニングで、なぜ効果があげられるのでしょうか。梅干しを想像するとツバが出るのと同じで、やはり脳がだまされるからと考えられています。ある行動をイメージすることと、それを実行することはまったく違うように見えるが、じつは脳は同じ働きをしているのです。

――ある学者が、脳波や全身の皮膚の電気反射をはかる実験をした。被験者がイメージ・トレーニングをはじめると、脳波や電気反射は、そのイメージの動きに合わせて変化していく。変化は、初心者と上級者とでは大きな違いとなって現れた。

（NHK出版『NHKサイエンス・スペシャル　驚異の小宇宙・人体II　脳と心・

6』より)

つまり、じっさいには運動していなくても、自らの意志で、運動系の神経細胞を活動させることができるのです。そして、その活動が全身に波及していく——。イメージ・トレーニングを何度もくり返していると、脳と全身がそのプログラムを記憶する。だから、本番でも迷いはしない。イメージ通りにコトが運ぶ、というわけです。

だが、断っておかねばならないことがあります。イメージのつくり手は、つねに自分でなくてはならない、ということです。

こうしたヨーガのテクニックは、原理は洗脳、マインド・コントロールといった手口と同じなのです。

まず意識のタガを緩《ゆる》ませる。

つぎに潜在意識に一定のイメージを植え込んでいく。

すると、こんどはそのイメージに衝《つ》き動かされて、考え、行動するようになる。

知らぬ間に、他人の思惑の操《あやつ》り人形になってしまうのです。

そうでなくても、人間の潜在意識は、教育だの社会常識だのに染め上げられている。もちろん、それは必要なことです。それによって「子ども」は「人間」になります。しかしながら、教育や常識が、えてしてわれわれの可能性を奪っていることもまた否めません。

たとえば、ガンやエイズが死の病《やまい》なのは、そのように洗脳されているからではないのか？　超能力が使えないのも、そのようなものは存在しないと教えられているからではないのか？

人間の大脳新皮質は、小学校にあがるころまでにほぼ完成し、以後は知性優先になっていきます。

だが、大脳新皮質の下には、馬や狼《おおかみ》などの哺乳類の脳によく似た大脳辺縁系がある。

さらにその下には、蛇や鰐《わに》などの爬虫類の脳と同じ構造をした脳幹がある。

そこでは、動物が本来持っている生存本能にもとづいて、予知能力も当然のように機能しているのです。だから、裏返しにした紙の文字や記号を当てる透視能力を持った子どものことが話題になったりもします。

しかし、やがてその能力も、常識によって蓋《ふた》をされてしまう——。

そんな常識の呪縛《じゅばく》から解き放たれ、自由な発想を取り戻すためにも、イメージ・トレーニングが必要になります。

イメージ療法

「イメージ瞑想は、病気やケガの治療にも役立つから、覚えておくとよい」

カラリパヤットの先生の話です。武術家のほとんどは、医師として生計を立てています。

「自分の体に苦痛を与えるものを悪魔に見立てて、そいつを正義の戦士がやっつけてしまうありさまを、ドラマ仕立てに想像するのだ。オージャスが驚くほど強くなる」

オージャスとは、アーユルヴェーダの術語で、体の内側から滲《にじ》み出る癒しのホルモン、元気ホルモンのようなものと考えるとよろしい。

「エイズにも効き目はあるのですか？」

と、わたしは訊《き》きました。1986年のことですが、インドの『ミラー』誌に、高名なアーユルヴェーダ医による次のような主旨の論文が載せられていたからです。

――古代の医学文献を比較検討してみたところ、ショーシャという病気がエイズとひじょうによく似ている。この病に冒されると、激しい下痢が続き、肺がやられ、ガンのような肉腫ができて、ほかにもいろいろな病気を併発して死んでしまうという。

しかし、古代のアーユルヴェーダには、そのショーシャを癒《なお》す方法が確立していた。いま、われわれはエイズの治療に向けて、失伝してしまったその治療法の復元に取り組んでいる。

西洋医学の立場からしたら、古代の奇病の治療法が復元できたとして、それをエイズに適用させるなど、混同もはなはだしい、となりましょう。エイズは、ＨＩＶ

（ヒト免疫不全ウイルス）によって発病するまったく新しい脅威なのだ、と。

しかし、くだんの先生は、「ある」と断定してから、

「わしらの医学では、種子より畑、という。ばい菌やウイルスが起こす病気の場合でも、その原因を、病原体（種子）よりも誤った食生活や〈こころ〉の使いかたなどで弱った人体（畑）の側に求める」

たしかに、エイズ患者と性交渉を持った誰もが感染するわけではないし、またHIVに感染したからといって、全員が発病するわけでもない。先生はつづけました。

「〈からだ〉自体、細胞自体にも知恵はある。現時点でHIVにはかなわなくとも、子、孫の代には、〈からだ〉はHIVを退治する抗体をつくり上げているはずだ。そうやって人類は、天然痘やペストやコレラやカゼにも滅びることなく、生き延びてきたのだから……」

カゼとエイズはひじょうによく似ています。どちらもウイルスによる免疫不全の病気です。それが一過性か慢性かの違いだけなのです。

そのカゼに対する免疫性にしても、はじめからあったわけではない。人類が、カ

ゼのウイルスとの格闘のすえに獲得した結果です。だから、大航海時代、カゼに対する抗体のない新大陸の人々は、ヨーロッパ人にカゼをうつされ、いとも簡単に死んだ。インカ帝国が滅んだ最大の原因は、カゼが蔓延《まんえん》したからだという説すらあります。

「そして、病気に打ち勝つ体の知恵を速《すみ》やかに導き出すのが、意識の力なのだ」

その後も、わたしはエイズ問題の行方に細心の注意を払っていました。

日本でも、雑誌やテレビでは、東洋医学の漢方薬や鍼《はり》、ヨーガやイメージ療法がエイズ患者を回復に導いた、少なくともエイズの進行をストップさせた、という報が何度かなされました。

たとえば、エイズの自然治癒例第1号といわれているウィリアム・カルデロン。上野圭一著『ナチュラルハイ』(六興出版)によると――。

サンフランシスコの美容師だった彼は、1982年12月にエイズと診断され、余命半年という宣告を受けた。そのときには、エイズ特有のカポジ肉腫が全身の皮膚と消化管に広がっていた。現代医学では、彼はもはや死ぬほかはない。

彼は自分で癒そうと決心した。まず、自分がエイズになった本当の原因を探すことからはじめた。

家族を捨て、友人を裏切り、同性愛に走った享楽的な人生。どうみても人間関係が破綻《はたん》している……。

そう気づいた彼は、荒廃《こうはい》していた家族関係や、かって自分が傷つけた人たちとの関係を改めようと試みた。そうするうちに、それまでに自分を傷つけたと思い、憎んでいた人たちを許せるような心境になった。

その一方で、ヨーガや食餌療法《しょくじりょうほう》などをねばり強くつづけ、ガンのイメージ療法で有名な「サイモントン療法」を受けながら、治癒に向かって積極的な生活を送っていた。そして1985年の前半には、彼の症状は完全に消えていた。

なんと感動的な話でしょうか。

ちなみに、サイモントン療法というのは次のようなものです。

①ガン患者に、白血球がガン細胞を攻撃して食べている顕微鏡撮影のビデオを見せる。
②患者をリラックスさせ、自分のガン細胞を自分の白血球が攻撃して食べているところをイメージさせる。この場合、映画のイメージを借用してもよい。正義のサムライ、騎士、クンフー使い（白血球）が悪者（ガン細胞）をやっつけている、というふうに。
③死んだガン細胞が白血球に運び出され、肝臓や腎臓で処理され、尿や便となって体外に出ていくところをイメージさせる。
④健康が回復し、エネルギーが体内に満ち溢れて、人生の目標に近づいているところを具体的にイメージさせる。
これを、毎日3回繰り返す。

しかし、現代医学は立場上、これをまったく無視しています。そんなことはありえない、と。
現代医学では、すべての病気に固有の原因を立てます。エイズではＨＩＶ。ＨＩ

Vを殺す新薬の開発のみが、エイズからの帰還の道です。いってみれば、HIVと薬の一騎打ち。

いっぽう、インドや中国の医学では、精神をふくめた人体と自然との調和を回復することによって、異分子たる病魔を消し去ってしまおうと考えるのです。自然と人間との連合軍でエイズに対処するのです。ガンやカゼやケガに対しても、東洋医学は同じ態度でそれを消し去ろうとする。〈こころ〉が重要視されるのです。

現代の最新医療は確かにすばらしい。

だが、あまりに殺風景です。病気だけがあって、人間がいない。

生命は、もっと色と香りと神秘とに満ちた、ダイナミズムそのものだと思いたい。

そしてそのダイナミズムを、誰の手でもない、おのれじしんでデザインしてゆく。

そのための知恵と技術が、ヨーガには秘められています。

本作品は一九九五年一一月、小社より刊行された『こころを鍛えるインド』を文庫収録にあたり改題し、大幅に加筆、改筆したものです。
■参考文献　芹沢勝助著『図解よくわかるツボ健康百科』（主婦と生活社）

伊藤 武―1957年、石川県に生まれる。1979年、単身、最初のインド旅行に出発、約２年間にわたってインド全土、ネパール、スリランカ、タイを放浪する。以後もこれらの地域を繰り返し訪問し、遺跡調査、神話・伝説、風習、武術、食文化等の収集に努める。在野のインド研究家として、周辺地域の歴史や文化にも造詣が深い。
著書には『ヴェールを脱いだインド武術』(出帆新社)、『図説　インド神秘事典』(講談社ソフィアブックス)、『身体にやさしいインド』(講談社＋α文庫)などがある。

講談社＋α文庫 秘伝《ひでん》マルマ ツボ刺激《しげき》ヨーガ

伊藤《いとう》 武《たけし》 ©Takeshi Ito 2004

2004年６月20日第１刷発行
2024年１月９日第17刷発行

発行者――森田浩章
発行所――株式会社 講談社
東京都文京区音羽2-12-21 〒112-8001
電話 編集(03)5395-3522
販売(03)5395-4415
業務(03)5395-3615

デザイン――鈴木成一デザイン室
カバー印刷――TOPPAN株式会社
印刷――株式会社新藤慶昌堂
製本――株式会社国宝社

KODANSHA

落丁本・乱丁本は購入書店名を明記のうえ、小社業務あてにお送りください。
送料は小社負担にてお取り替えします。
なお、この本の内容についてのお問い合わせは
第一事業本部企画部「＋α文庫」あてにお願いいたします。
Printed in Japan ISBN4-06-256856-X
定価はカバーに表示してあります。